Hara Yoga – Achtsam fließen

Über die Autorin

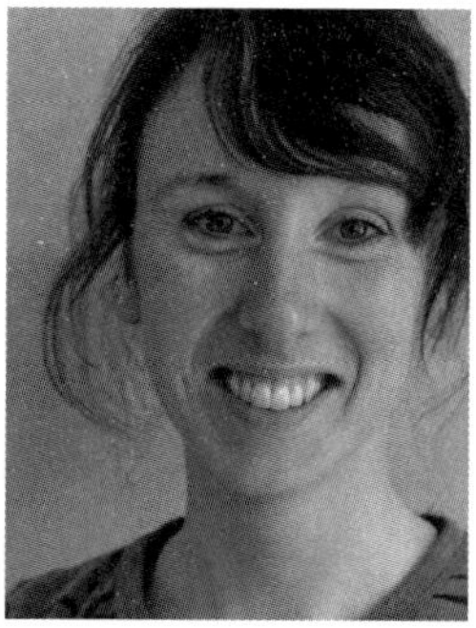

Lisa Uhlig-Elsebach ist verheiratet und hat zwei Kinder. Sie studierte Erziehungs- und Bildungswissenschaften an der Philipps-Universität Marburg und beschäftigte sich während ihres Studiums hauptsächlich mit Geschlechterforschung und dem soziologischen Blick auf den Körper. Besonders interessierte sie die Frage der Verwobenheit gesellschaftlicher Körpernormen und dem subjektiven Empfinden und wie dadurch Körperdysmorphe Störungen entstehen.

Lisa Uhlig-Elsebach lebt und arbeitet in Marburg. Sie unterrichtet seit 2009 Gruppen im Yoga und Pilates. Zurzeit arbeitet sie bei *Wildwasser Marburg e. V. Fachberatungsstelle zu sexualisierter Gewalt in Kindheit und Jugend* und gibt Yogakurse im Yogastudio *Yoga Balance* und bei *Zeit für dich* in Marburg. Ihre Schwerpunkte im Yoga liegen auf harmonisierenden segmentalen Bewegungen, die aus der Körpermitte entspringen, in die Peripherie übergehen und auf diese Weise den Körper ganzheitlich kräftigen, weiten und dehnen.

Fort- und weitergebildet hat sie sich in verschiedenen Yogastilen, in anatomisch fundierten Bewegungs- und Therapiekonzepten wie der Spiraldynamik® sowie im psychosozialen Bereich. Im Moment durchläuft sie eine Ausbildung in Unitiver/Integrativer Körperpsychotherapie im *Zentrum für Integrative Körpertherapie und Humanistische Psychologie e. V.* in Frankfurt/Main.

www.hara-yoga.com

Lisa Uhlig-Elsebach

HARA YOGA

Achtsam fließen

BÜCHNER

www.buechner-verlag.de

Lisa Uhlig-Elsebach
Hara Yoga – Achtsam fließen

ISBN (Print) 978-3-96317-121-5
ISBN (ePDF) 978-3-96317-618-0

Layout, Satz, Umschlaggestaltung: DeinSatz Marburg, deinsatz.marburg@gmail.com
Fotografien: Dennis Jagusiak
Beckenboden-Zeichnungen S. 21 und 22: Ira Kögler
Hara Flow-Logos: © Lisa Uhlig-Elsebach
Bildnachweis Umschlag: Foto und Logo © Lisa Uhlig-Elsebach
Druck und Bindung: Multiprint, Bulgarien
Printed in the EU

Bibliografische Informationen der Deutschen Nationalbibliothek
Die Deutsche Nationalbibliothek verzeichnet diese Publikation in der Deutschen Nationalbibliografie, detaillierte bibliografische Angaben sind im Internet über http://dnb.de abrufbar.

Dieses Buch ist für all diejenigen gedacht,
die Spaß am Yoga-Praktizieren haben und
neue Impulse für ihre Praxis suchen,
die sich auf eine Reise nach innen begeben möchten
und offen für neue Körpererfahrungen sind.

Inhalt

»Richte den Blick nach innen und du findest tausend Gebiete,
die noch unergründet in deines Geiste Tiefe liegen. Bereise sie
und sei ein Gelehrter deiner inneren Kosmographie.«

– Henry David Thoreau

Hara Yoga – Achtsam fließen

Hara Yoga Flow ist eine besondere Form des Yogas. Zusammengesetzt aus Hara und Yoga bedeutet es »achtsamer Bewegungsfluss«, der seinen Ursprung in der Körpermitte findet. Im Fokus dieses Bewegungsflusses steht die Bewegungserforschung, ein Offen- und Neugierig-Sein für die Bewegung und für das, was im Körper passiert.

Im Hara Flow geht es somit um eine Reise, auf die wir uns begeben, wenn wir auf die Matte gehen. Eine Reise durch Bewegungen, die es uns erlauben, uns und unsere Körperstrukturen besser kennen und verstehen zu lernen. Dabei geht es nicht nur um ein kognitives Verstehen, wie beispielsweise »Wann spanne ich welchen Muskel an und wann dehne ich einen bestimmten Muskel?«. Vielmehr geht es um ein implizites, ein ganzheitliches Verständnis für den eigenen Körper und die individuelle Bewegung: »Warum folgt diese Bewegung der vorigen; was passiert in meinem Körper, wenn ich minimal die Knochen- oder Muskelausrichtung verändere; wieso mache ich dieselbe Übung auf diese Art und eine andere Person auf andere Weise?« In Fachkreisen wird auch von einem »embodied knowledge« gesprochen, einem verkörperten Wissen, einer Körperintelligenz, in der der*die Übende ein Gespür dafür entwickelt und inkorporiert hat, welche Bewegungen dem eigenen Körper gut tun und welche ihm »schaden«.

Was genau bedeutet eigentlich *Hara*?

Im Yoga beschäftigte man sich bislang wenig mit dem »Hara« als solchem. Doch besonders die Verbindung zum Hara unterstützt uns dabei, mit noch mehr Achtsamkeit Yoga zu praktizieren.

Das Hara entspringt der östlichen Tradition und bedeutet »Quelle des Lebens«. Es befindet sich unterhalb des Bauchnabels, verläuft vom Solarplexus bis zum Beckenboden und stellt unseren körperlichen Schwerpunkt dar. Der Kern des Haras befindet sich zwei Finger unter unserem Bauchnabel, wo sich nach buddhistischer Sicht die »Quelle des Seins« befindet. Unter »Sein« wird das verstanden, was wir mit auf die Welt bringen, das, was wir frei von Selbst- und Fremdbildern sowie Werten und Normen unserer jeweiligen Kultur sind. Das »Sein« ist der Wesenskern unserer Persönlichkeit. Dort, wo es uns erlaubt ist, einfach zu sein, entsteht ein tiefes Gefühl von Liebe. Eine Liebe zu uns selbst, in der wir nicht nur unsere Persönlichkeitsstrukturen, sondern auch unseren Körper annehmen können wie er ist. Ein Ziel des Hara Flow ist es, einen Raum zu schaffen, in dem ein wertfreier Umgang mit sich selbst stattfinden kann. In unseren wertfreien Raum einzutauchen bedeutet nicht, dass wir uns nicht mehr ärgern oder wütend sein dürfen. Vielmehr geht es darum, Gefühle und Emotionen bewusst wahr- und anzunehmen, ohne sich von ihnen einnehmen zu lassen. Für dieses Gewahrwerden benötigen wir ein gewisses Maß an Achtsamkeit. Damit wir den Bauch – als Sitz des intuitiven Denkens und der Gefühle – mit dem Kopf – als Sitz des rationalen Denkens – verbinden können.

WAS BEDEUTET ACHTSAMKEIT FÜR DICH, WAS VERBINDEST DU MIT DIESEM WORT?

Ein achtsamer Umgang mit sich selbst ist die Essenz des Yogas, und jede*r definiert Achtsamkeit auf unterschiedliche Weise. An dieser Stelle möchte ich dich herzlich einladen, dir Gedanken darüber zu machen, was Achtsamkeit für dich bedeutet.

Unter Achtsamkeit verstehe ich eine besondere Form der Aufmerksamkeit. Eine Aufmerksamkeit, die auf den gegenwärtigen Moment, den Augenblick gerichtet ist. Um achtsam zu sein, benötigen wir einen offenen Geist für Erfahrungen jeglicher Art und eine hohe Reflexionsfähigkeit, die uns Bewertungen transparent macht.

Im Hara Flow bedeutet Achtsamkeit, die eigenen Ressourcen und die Körpergeschichte wahrzunehmen und auf diese mit einer besonderen Form der Aufmerksamkeit einzugehen. Bewegungen, Haltungen, Gefühle, Emotionen, Erlebnisse, Erfahrungen – alles was wir tun, wird in unserem Körpergedächtnis gespeichert, und mit jeder neuen Bewegung und Haltung wird ein Stück von dieser Geschichte transparent. Bereits im Mutterleib machen wir unterschiedliche Erfahrungen, die uns und unseren Körper prägen. Körper, Geist und Seele gehören zusammen und beeinflussen sich gegenseitig. Wenn wir traurig sind, versuchen wir unser Herz zu schützen, die Schultern sind nach vorne gesunken und wir sind vielleicht etwas kleiner als sonst. Freuen wir uns über eine tolle Geburtstagsüberraschung, beginnt unser Herz zu strahlen, der Brustkorb weitet sich und wir werden in uns etwas größer. Auch unsere knöchernen Strukturen, Muskeln, Gelenke und Bänder sind individuell und je nach Körper- und Bewegungsverhalten verschieden ausgeprägt und belastet. Im Hara Flow ist es ein Herzensanliegen, die Einheit von Körper, Geist und Seele miteinzubeziehen – die eigene Körpergeschichte wahrzunehmen und ihr mit Achtsamkeit zu begegnen, ohne sich von ihr einnehmen zu lassen.

Unsere Zellen besitzen die Fähigkeit, sich in einem enormen Tempo zu erneuern. Der Balance von Zellerneuerungen und Körpergedächtnis – einer Synergie von »Neu« und »Alt« – soll im Hara Flow Beachtung geschenkt werden. Schauen wir unser Körpergedächtnis genauer an: Es ist beeinflusst von Erfahrungen in der Familie, im sozialen Umfeld, von Werten und Normen in unserer jeweiligen Gesellschaft und Subgesellschaft. Das folgende Bild veranschaulicht, welche Faktoren unsere Persönlichkeit und unsere Körpergeschichte beeinflussen:

FAMILIE
(KÖRPER-)SOZIALISATION
GENE
KULTUR

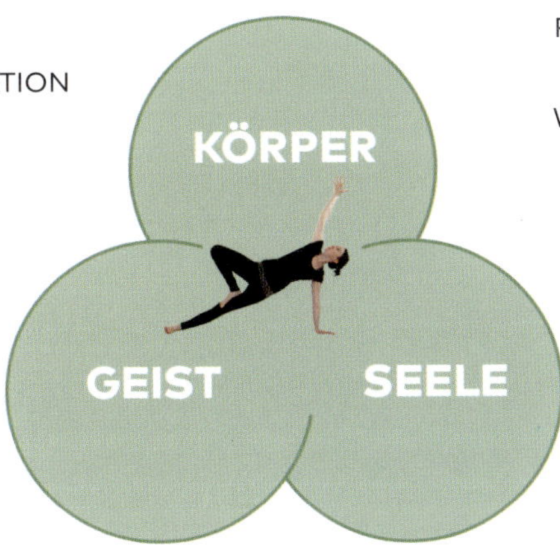

PSYCHOSOMATISCHE ENTWICKLUNG
WERTE UND NORMEN
GESELLSCHAFT
KÖRPERBILDER

Wir können uns von unserem Körper nicht trennen – und wir haben nicht nur einen Körper, wir sind auch gleichzeitig Körper. Wie siehst du dich in Zusammenhang mit deinem Körper?

WIE BEWOHNST DU DEINEN KÖRPER?

GIBT ES KÖRPERTEILE, DIE DU BESONDERS MAGST?

WAS BEDEUTET DEIN KÖRPER FÜR DICH?

WAS HAT DAS VERHÄLTNIS ZU DEINEM KÖRPER BESONDERS GEPRÄGT?

Körper, Geist und Seele – eine sich bedingende Verbindung

»Der Körper ist der Strand am Ozean des Seins.«

– *Sufi-Weisheit*

Unsere Erfahrungen beeinflussen unser Leben, prägen und verändern die Gestalt unseres Körpers. Das gilt sowohl für Belastungen, Verletzungen und Traumata als auch für Gefühle wie Geborgenheit, Freude, Schönheit und innere Balance.

Manche dieser körperlichen Merkmale sind offensichtlich, wie eng am Körper liegende Arme, eine steife Wirbelsäule, eingefallene Schultern oder ein zusammengesunkener Brustkorb. Andere sind subtiler, wie eine leichte Asymmetrie der Schultern, eine scheinbar unbedeutende Drehung zu einer Seite, Arme oder Beine, die im Verhältnis zum Oberkörper relativ klein zu sein scheinen, oder ein nach hinten gezogenes Becken.

Körperliche Merkmale bilden die Grundlage unserer Person. Informationen über die Welt nehmen wir über unsere äußeren Sinnesorgane wahr (Sehen, Hören, Fühlen, Riechen, Schmecken). Doch ebenso wichtig wie die Informationen der äußeren Sinnesorgane sind die reichen Informationsströme der inneren Sinnesorgane. Diese Informationen stammen von den Muskeln, Gelenken, Rezeptoren für die Schwerkraft und den inneren Organen. Ohne diese interozeptiven Sinnesinformationen wären wir ziemlich hilflos, denn wir könnten nicht gehen und würden nicht wissen, wie unsere Emotionen und Wünsche aussehen. Unser Körper ist in alles, was wir tun, involviert, wir können nicht unabhängig von ihm agieren. Gefühle und Befindlichkeiten drücken sich über unsere Körperhaltung aus und Erfahrungen schreiben sich in den Körper ein wie in ein Buch.

Ausgehend von der Überlegung, dass alte und neue Körpererfahrungen sowie innere und äußere Haltungen Einfluss aufeinander haben, bietet Hara Flow einen einzigartigen Rahmen zur Körperwahrnehmung und -erforschung. Eine Grundlage dafür schafft die Atmung. Durch eine kontinuierliche und bewusste Verbindung von Atmung und Bewegung, auf kleinste Details der Ausführung achtend, sowie durch eine organische Ausrichtung des Körpers wird ein tiefes psychosomatisches Verständnis gefördert.

Der Atem – die Essenz des Hara Yoga

»Der Atem ist die Intelligenz des Körpers.«

– T. K. V. Desikachar

In unserem Atem spiegelt sich unser Gemütszustand wieder. Sind wir entspannt, fließt der Atem langsamer, sind wir verärgert, wird der Atem schneller, um uns optimal mit Energie zu versorgen. Im Alltag verwenden die meisten Menschen nur ein Drittel ihrer Atemkapazität. Deshalb fühlen sich viele von uns müde, ausgelaugt oder schläfrig. Der Körper ist oft schwach und die Verdauung sehr langsam. Um unseren Körper jedoch optimal mit Energie zu versorgen, ist es notwendig, die Atemkapazität zu erhöhen. Yoga bietet dafür eine gute Basis.

»Atem ist eine führende Kraft in uns,
Atem ist Urgrund und Rhythmus des Lebens,
Atem – ein Weg zum Sein.«

– Prof. Ilse Middendorf

Der Atem macht nicht nur unseren Gemütszustand transparent, er ist auch Ausdruck unserer Lebenskraft, die sich in vielen Bereichen unseres Körpers, zum Beispiel auch in unserem Herzschlag zeigt. Über unseren Atem, den wir bis zu einem gewissen Punkt beeinflussen können, können wir dieser Kraft gewahr werden und sie bewusst einsetzen. So ist unsere Atmung die einzige körperliche Funktion, die wir bewusst und direkt beeinflussen können – ihren Rhythmus, die Tiefe, Länge und die Qualität. Das bedeutet, dass der Atem in zwei Welten existiert – in der Welt des Bewussten und des Unterbewussten. Gleichzeitig ist der Atem die Brücke zwischen unserem Körper und unserem Geist, zwischen dem Grob- und Feinstofflichen, zwischen äußerer und innerer Welt.

»Atem ist eine verbindende Kraft. Sie schafft im Leiblichen
Ausgleich und Gleichgewicht und hilft uns, die Eindrücke von innen
und von außen wandelbar zu machen. Sie verbindet den Menschen
mit der Außenwelt und das Außen mit seiner Innenwelt.
Atem ist Urbewegung und damit unmittelbares Leben.«

– Prof. Ilse Middendorf

Unser Atem reagiert unmittelbar auf alles, was uns im Leben bewegt und begegnet. Für jede Bewegung und jedes Gefühl gibt es ein entsprechendes Atemmuster: der Atem der Freude, der Angst, der Trauer, der Wut etc.

Im Yoga ist der Atem die Essenz. Jede Bewegung wird von der Atmung geführt und ermöglicht so, unseren Körper und unseren Geist auf subtile Weise tief zu erleben. Atemtiefe und Atemfrequenz machen psychisch und physisch den aktuellen Zustand unseres vegetativen Nervensystems sichtbar.

Wenn wir den Atemvorgang genauer betrachten, wird deutlich, dass es ein komplexer physiologischer Vorgang ist, der 46 Muskeln und 88 Gelenke miteinbezieht. Beim Einatmen strömt die Luft über die Atemwege in den Körper. Der Eintritt kann über die Mundhöhle (Mundatmung) oder über die Nase (Nasenatmung) erfolgen. Bei der Nasenatmung werden größere Fremdkörper durch Nasenhaare im Bereich des Naseneingangs aufgehalten. Anschließend strömt die Atemluft durch die Nasenhöhle, wo sie durch die Nasenschleimhaut gereinigt, angefeuchtet und angewärmt wird. Über den Rachen wird sie weiter zum Kehlkopf geleitet. Dort markieren die Stimmbänder die Grenze zwischen den oberen und unteren Atemwegen. Unterhalb des Kehlkopfs beginnt die Luftröhre. Sie verzweigt sich in zwei Hauptbronchien, dann innerhalb der Lunge weiter in zahlreiche Äste, die Bronchien. Aus ihnen entspringen die noch kleineren Bronchiolen. Um den Abtransport von Fremdkörpern zu gewährleisten, die mit der Atemluft aufgenommen werden, sind die Atemwege mit einem spezialisierten Epithel ausgekleidet, dem respiratorischen Flimmerepithel.

Am Ende der Atemwege befinden sich schließlich die Lungenbläschen (Alveolen) der Lunge, durch deren dünne Membranen Sauerstoff in die Kapillargefäße übertreten und auf umgekehrtem Weg Kohlendioxid aus dem Blut an die Lunge abgegeben wird. Während dieses »Einatemprozesses« kontrahiert das Zwerchfell unter Zuhilfenahme einiger Halsmuskeln, dem kleinen Brustmuskel, dem vorderen Sägemuskel und den äußeren Zwischenrippenmuskeln. Mit der Kontraktion des Zwerchfells hebt sich synchron die Bauchdecke, und die Bauchorgane erfahren durch das Absenken des Zwerchfells eine anregende Massage, die die Verdauung positiv beeinflussen kann.

Die Ausatmung geschieht durch die Entspannung der Muskulatur. Bei der Ausatmung helfen die inneren Zwischenrippenmuskeln, der hintere untere Sägemuskel und die Bauchmuskeln mit. Neben dieser Schlüsselfunktion bei der Atmung sind einige Teile des Zwerchfells an der Stabilisation der Lendenwirbelsäule beteiligt. Die Lungen selbst sind über das Brustfell mit dem Zwerchfell und dem Brustkorb verbunden. Das Atemvolumen kann auf drei verschiedene Arten erhöht werden: Bauch- (Zwerchfell-), Brustkorb- (Flanken-) und Schlüsselbeinatmung.

Bauchatmung: Bei der Einatmung werden die Muskelfasern des Zwerchfells aktiviert und es senkt sich. Dabei sorgt diese Atmung für eine optimale Belüftung der Lungen und schenkt den Bauchorganen eine angenehme Massage. Damit die Bauchorgane genügend Raum bekommen, dehnt sich die Bauchdecke nach vorne.

Brustkorbatmung: Bei der Einatmung wird der Brustkorb geweitet – die äußere Zwischenrippenmuskulatur kontrahiert und weitet die Rippen. Dabei werden die oberen Rippen nach oben und außen bewegt und die unteren Rippen nach unten und außen, dadurch wird der Brustkorb geweitet. Bei der Ausatmung wird das Volumen des Brustkorbs durch das Absenken der Rippen wieder nach innen geleitet und die Lungen leeren sich.

Schlüsselbeinatmung: Bei der Schlüsselbeinatmung werden die äußeren Zwischenrippenmuskeln und einige Halsmuskeln aktiviert, so dass mit der Einatmung die Schlüsselbeine leicht nach oben geweitet werden. Die Schlüsselbeinatmung hat eine Helferfunktion. Sie unterstützt das Zwerchfell bei Extrembelastungen, wie einer Kampf- oder Fluchtsituation, zusätzlich Sauerstoff aufzunehmen. Wird ausschließlich in die Schlüsselbeine geatmet, kann es zu chronischer Anspannung, Muskelverhärtung und Blockaden im Körper kommen, was an vielen Atemerkrankungen sichtbar wird.

Um den natürlichen Atem und die drei Atemräume erfahrbar werden zu lassen, möchte ich dich zu folgenden Übungen einladen:

ÜBUNG: DEN ATEM SPÜREN

Atme ganz natürlich, wie immer. Nimm diesen Vorgang bewusst wahr und schreibe dann alle Körperteile auf, in denen du deinen Atem spüren konntest. Notiere, welche Körperteile sich wie bewegt haben. Nun vertiefe deine Atmung. Atme maximal ein und aus. Nimm erneut diesen Vorgang wahr und notiere, wo der Atem zu spüren war und wie der Körper sich dabei angefühlt hat.

ÜBUNG: DIE DREI ATEMRÄUME SPÜREN

Lege nun beide Hände auf den Bauch, sodass sich die Fingerspitzen leicht berühren. Beginne deinen Atem in die Hände strömen zu lassen, sodass sich mit der Einatmung die Fingerspitzen leicht voneinander entfernen und die Bauchdecke sich hebt. Lasse deinen Atem ganz langsam wieder aus deinem Bauch herausströmen, wie bei einer Luftmatratze, die langsam Luft verliert. Atme so dreimal in deinen Bauch ein und aus.

Nun lege deine Hände auf die Rippenbögen. Atme wieder in deine Hände ein und beobachte dabei, wie sich dein Brustkorb dreidimensional ausdehnt. Die oberen Rippen weiten sich nach oben und außen und die unteren nach unten und außen. Wiederhole auch diese Atmung dreimal. Auch hier gibst du der Ausatmung genügend Zeit.

Jetzt lege deine Hände auf die Schlüsselbeine. Atme erneut in deine Hände ein und spüre wieder ganz bewusst den Vorgang der Atmung.

Zum Abschluss lege deine eine Hand auf den Bauch, die andere auf dein Herz. Beginne nun tief in den Bauch einzuatmen, dann in den Brustkorb und zum Schluss in die Schlüsselbeine. Halte für einen Moment die Atemfülle und atme, wenn dein Ausatemimpuls einsetzt, langsam wieder aus. Auch hier halte für einen Moment in der Atemleere inne und spüre, was es in diesen Atempausen zu erfahren gibt. Auch diesen Vorgang wiederhole bitte dreimal.

Diese Atemübung hilft, uns unserer drei Atemräume bewusst zu werden. Während der Praxis wird jedoch ein natürlicher Atemfluss bevorzugt. Es geht im Hara Flow nicht um eine Kontrolle der Atmung, sondern um eine Atembeobachtung – es geht darum, den Atem in bestimmte Körperregionen fließen zu lassen, um den Energiefluss zu unterstützen. Ziel dabei ist es, eine Achtsamkeit für die Atmung zu entwickeln und einfühlsam mit ihr umzugehen. Allein diese Beobachtung bringt es mit sich, dass der Atem mit der Zeit subtiler wird. Der Atem gibt den Takt vor und der Körper folgt diesem. Er ist der Schlüssel, um uns achtsam in die Bewegungen zu vertiefen und sie lebendig werden zu lassen.

Im ersten Schritt heißt das, uns unseres Atems gewahr zu werden: ihn beobachten, Einfluss nehmen, ohne zu kontrollieren. Im zweiten Schritt stellen wir uns vor, unser Atem gleitet über unsere Muskeln, Bänder und Gelenke. Er erzeugt Länge und Weite in unserem Körper. Durch diese Methode der Atembeobachtung erleben und beleben wir auf ganz natürliche Weise die verschiedenen Atemräume.

In den seitlichen Dehnungen beleben wir unsere Flankenatmung, die Brustkorbatmung in den Rückbeugen, die Bauchatmung in den Umkehrpositionen und in den Vorbeugen erleben wir den Rücken als Atemraum. Weiterhin ist zu beobachten, dass die Bauch- und Beckenbodenmuskulatur mit der Atmung mitschwingt. Damit sich das Zwerchfell gut nach unten absenken kann, dehnt sich die Bauchdecke automatisch leicht nach vorne und die Beckenbodenmuskulatur senkt sich. Mit der Ausatmung wölben sich sowohl das Zwerchfell als auch der Beckenboden wieder leicht nach innen und oben, dabei senkt sich die Bauchdecke und der Atem kann ausströmen. Dieses Mitschwingen können wir nutzen, um die Beckenbodenmuskulatur gezielt zu aktivieren.

DER ATEM UND SEINE WIRKUNGEN

- **Die Einatmung wirkt vitalisierend, energetisierend und stimmungsaufhellend.**
- **Die Ausatmung wirkt reinigend, beruhigend und entspannend.**
- **Ein bewusster und tiefer Atem unterstützt die Selbstheilungskräfte des Körpers.**
- **Eine bewusste Atemlenkung wirkt entstressend und entschleunigend.**

»Wer die Prinzipien natürlicher Bewegungsabläufe kennt,
bewegt sich mit der Anatomie.«

– Dr. Christian Larsen

Ausrichtungsprinzipien

Das Becken als tragende Mitte

Im Hara Flow spielt die Körpermitte als Energiespeicher und Impulsgeber für die fließenden Bewegungen eine zentrale Rolle. Das Becken ist für die gesamte Aus- und Aufrichtung des Körpers und insbesondere für die Aufspannung der Wirbelsäule verantwortlich. Gut ausgerichtet besitzt das Becken einen hohen Grad an Beweglichkeit und bietet eine gute Basis für eine aufrechte, stabile und gleichzeitig verwurzelte Haltung. Betrachten wir das Becken aus anatomischer Sicht, besteht es aus dem Beckenring, Muskeln, Bändern und Bindegewebe.

Der knöcherne Beckenring wird aus den beiden Beckenschaufeln, dem Kreuzbein und dem Steißbein gebildet. Gehalten werden unsere Bauch- und Beckenorgane wie in einer Schale durch ein faszinierendes Zusammenspiel von Muskeln, Bändern, knöcherner Struktur und Faszien.

In den meisten Fällen arbeitet unsere Beckenbodenmuskulatur, ohne dass wir es bewusst bemerken. Beim Gehen, Hüpfen und einem plötzlichen Niesen spannt sich die Muskulatur wie von selbst an und wird dabei kontinuierlich von der Atmung begleitet. Der Beckenboden besteht aus drei wesentlichen Muskelschichten:

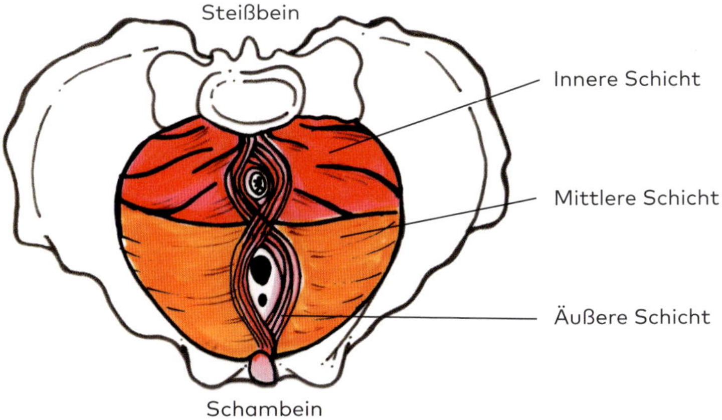

ABBILDUNG DES WEIBLICHEN BECKENS

Die **innerste Muskelschicht** kleidet das Becken wie eine Schale aus und ist die flächengrößte Schicht. Sie verbindet fächerartig Kreuz- und Steißbein sowie die Sitzbeinknochen. In der Mitte lässt sie einen Spalt frei, durch den Harnleiter, Darm und Scheide ihren Weg nach außen finden. Vorne ist sie an der Innenseite des Schambeins befestigt. Einen Teil dieser inneren Schicht bildet der Levator Ani, der Anusheber. Ein gut funktionierender Levator Ani stabilisiert die Körperhaltung. Die innerste Schicht ist symmetrisch angelegt und kann links und rechts unabhängig voneinander aktiviert und beansprucht werden. Sie reagiert auf jede Bewegung der Beckenschaufeln und spielt daher eine wichtige Rolle beim Gehen. Zudem ist sie mit Teilen der Hüftmuskulatur verbunden, was bedeutet, dass ein elastischer Beckenboden den Hüftgelenken nicht nur Stabilität, sondern auch Weite, Geschmeidigkeit und Flexibilität verleihen kann.

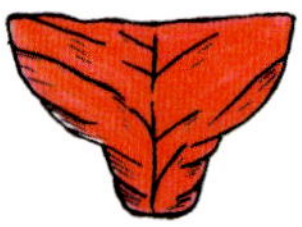

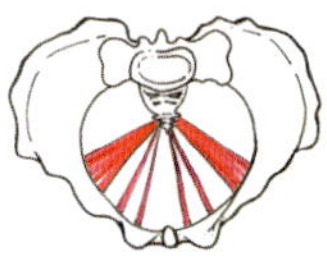

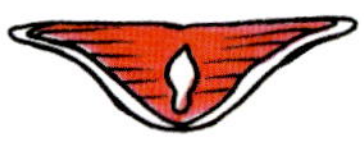

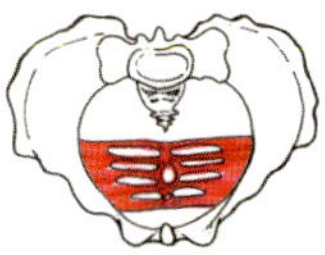

Die **mittlere Schicht** verläuft quer zu den anderen beiden, wie ein dreieckiges Trampolin, das sich vom Schambeinrand zu den Sitzbeinknochen spannt. Am Damm ist die mittlere Schicht mit den anderen beiden Schichten verbunden. Bei Frauen hat die mittlere Schicht im Zentrum eine Öffnung für Vagina und Harnröhre, bei Männern ist die mittlere Schicht komplett geschlossen und daher stärker als bei Frauen.

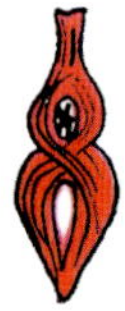

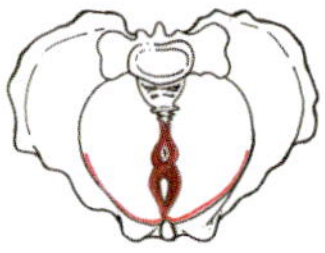

Die **äußerste Schicht** besteht aus zwei Ringmuskeln, die wie eine Acht die Unterkante des Schambeins mit der Spitze des Steißbeins verbinden. Dabei umschließt die Schicht den Anus, die Harnröhre und bei Frauen zusätzlich die Vagina. Sie wird u. a. auch als Schließmuskelschicht bezeichnet, denn sie ermöglicht den sicheren Verschluss der Ausscheidungsorgane. Wenn die beiden inneren Schichten trainiert werden, wird sie automatisch mittrainiert. Doch diese äußere Schicht kann unabhängig von den anderen beiden trainiert werden.

Die Beckenbodenmuskulatur ist mit den umliegenden Muskelgruppen des Bauches, Rückens und des Gesäßes verbunden. Weiterhin hat sie eine reflexartige Beziehung zu Körperregionen wie dem Kiefer, den Händen, den Fingern, den Füßen und den Beinen. So stimuliert etwa ein aktives Fußgewölbe die Beckenbodenmuskulatur.

Im Yoga ist eine bewusst eingesetzte Beckenbodenmuskulatur nicht nur der Nährboden für eine stabile und bewegliche Körpermitte, sondern sie reduziert zudem Fehlbelastungen, besonders im unteren Rücken. Gezielt aktiviert, stabilisiert die Beckenbodenmuskulatur die Hüftgelenke und die Wirbelsäule und verhindert eine Überlastung von Sehnen, Bändern, Muskeln und Gelenken.

Dabei geht es während des Übens nicht um ein dauerhaftes Anspannen der Muskulatur. Ziel im Hara Flow ist vielmehr ein intelligentes Einsetzen der Muskulatur – ein Wechselspiel zwischen An- und Entspannung. Dieses Wechselspiel bietet gleichzeitig Stabilität, Beweglichkeit und Regeneration. So garantiert eine elastische Beckenbodenmuskulatur Halt und Beweglichkeit für die Körpermitte und trägt zu einem organischen und körperintelligenten Üben bei. Insbesondere bei Rückbeugen bietet ein kontrahierter Beckenboden, in seiner Vernetzung mit der tiefen Rückenmuskulatur, Schutz für die Kreuz-Darmbeingelenke sowie die Facettengelenke der Lendenwirbelsäule und stellt damit einen wunderbaren Schutz für den unteren Rücken dar. In Balance- und Stehhaltungen bewirkt ein sanfter Tonus der Beckenbodenmuskulatur eine stabile Mittelachse und unterstützt so das Gleichgewicht. Bei Hüftöffnungen hingegen fördert ein entspannter Beckenboden das Loslassen im Beckenbereich und trägt zu einem knieschonenden Üben bei.

Ein gut ausgerichtetes Becken ist ein »neutrales Becken«, das sich stets der Bewegung anpasst. Um ein Gespür für das »neutrale Becken« zu bekommen, möchte ich dich wieder zu einer Erfahrungsübung einladen:

ÜBUNG: DEN BECKENRAUM WAHRNEHMEN – I

Erfahrungsraum »neutrales Becken«

Lege dich auf den Rücken und stelle deine Füße hüftbreit auf. Beginne nun damit, dein Becken nach hinten und vorne zu kippen. Komme so in eine angenehme Schaukelbewegung deines Beckens. Lasse nach und nach die Bewegung immer kleiner und feiner werden, bis das Becken sich einpendelt und die Lendenwirbelsäule etwas Platz hat.

Für das »neutrale Becken« (eine Ausrichtung des Beckens in der Körpermitte) sind die Schambeinfuge und die vorderen oberen Darmbeinstachel (SIAS) auf einer Ebene. Die Sitzbeinknochen ziehen vom Körper weg und die Nasenspitze zeigt zur Decke.

Das neutrale Becken ist unsere Ausgangsposition. Um jedoch in die segmentalen (Wirbel für Wirbel-)Bewegungen einzutauchen, spielen wir mit der Beckenkippung.

! **Abweichungen vom neutralen Becken:**
Liegt die Schambeinfuge oberhalb der SIAS, handelt es sich um eine hintere Beckenkippung. Möglicherweise spannst du den Bauch zu sehr an. Befinden sich die SIAS über der Schambeinfuge, handelt es sich um eine vordere Beckenkippung – möglicherweise ist der untere Rücken etwas verspannt oder die Hüftmuskulatur verkürzt.

ÜBUNG: DEN BECKENRAUM WAHRNEHMEN – II

Erfahrungsraum »Beckenboden anspannen«

Lege deine Hand auf den unteren Bauch. Das Becken bleibt nun wie es ist, du atmest tief in deine Hand hinein. Dabei hebt sich die Bauchdecke. Mit der Ausatmung spannst du den Beckenboden an, indem du deinen Dammpunkt etwas nach oben ziehst, als wolltest du deine inneren Organe etwas anheben.

Im zweiten Schritt stellst du dir vor, wie sich die Sitzbeinknochen mit deiner Ausatmung aufeinander zubewegen und mit der Einatmung wieder voneinander entfernen, ohne dass das Becken sich bewegt (mittlere Schicht). Die Bewegung findet wieder von innen heraus statt.

Als dritten Schritt bewegst du dein Schambein und Steißbein aufeinander zu. Mit der Einatmung entfernen sich auch hier diese wieder voneinander (innerste Schicht). Zuletzt spannst du die gesamte Beckenbodenmuskulatur an, indem du alle drei Bewegungen auf einmal durchführst.

! Die Gesäßmuskulatur bleibt ganz entspannt. Das Anspannen der Gesäßmuskulatur führt lediglich zu einem Druck im Becken.

Das Einsaugen des Dammes aktiviert alle drei Beckenbodenschichten. Beachte: Die Anspannung im Beckenboden sollte immer nur so groß sein, wie es eine Bewegung oder Übung erfordert.

!

Reflexzonen für die Aktivierung des Beckenbodens:

Innerste Schicht:

- Im Stand das Fußgewölbe aktivieren,
- im Vierfüßler leichter Druck mit den Handwurzeln und Schienbeinen in den Boden,
- leichter Druck mit der Zunge gegen die Schneidezähne.

Mittlere Schicht:

- An- oder Entspannen der Muskulatur zwischen den Schulterblättern z. B. beim Heben der Arme.

Äußerste Schicht:

- Zähne-Zusammenbeißen aktiviert oder Lockerung des Kiefers trägt zur Entspannung bei.

Das Becken gibt den Impuls für die Aufrichtung und bildet die Basis für eine frei schwingende Wirbelsäule im komplexen Zusammenspiel aller Muskeln, Sehnen, Bänder, Organe, Knochen und Faszien.

Für die Aufrichtung der Wirbelsäule reicht ein guter Ruhetonus des Beckenbodens. Er sollte weder unter- noch überspannt sein. Ein »unterspannter« Beckenboden begünstigt Inkontinenz und Senkungserscheinungen, ein »überspannter« Beckenboden Hämorrhoiden, Verstopfungen und Inkontinenz. Daher gilt es, sowohl anspannen als auch loslassen zu üben.

Die Körpermitte als Impulsgeber und Energiespeicher im Hara Flow

Im Hara Flow soll der Bauchmuskulatur als Sitz des Haras eine besondere Aufmerksamkeit geschenkt werden. Die Hara-Muskeln werden aktiviert: Damit ist ein Zusammenspiel der tiefen Bauchmuskulatur und der Beckenbodenmuskulatur gemeint. Eine Synergie der Hara-Muskeln, also ein intelligentes Aktivieren und Loslassen dieser Muskelgruppen ist im Hara Flow essenziell. Zu den Hara-Muskeln gehören im Detail die Beckenbodenmuskulatur, der tiefe Bauchmuskel (Muscuculus transversus) und die Skelettmuskulatur der Rückenmuskulatur (Musculi multifidi), die zur Stabilisation der Wirbelsäule beitragen. Für ein organisches, dem Körper angepasstes Üben geht es darum, ein gutes Gefühl für die Körpermitte zu bekommen.

In Rückbeugen unterstützt die Aktivität der Hara-Muskeln die Länge in der Wirbelsäule, verhindert das Einknicken im unteren Rücken und bewahrt uns so vor Verletzungen. In den Stand-, Balance- und Stützhaltungen sorgen die aktiven Hara-Muskeln für einen stabilen Rumpf, der erlaubt, die Atmung frei fließen zu lassen und die Energie im Hara, in der Körpermitte, zu bündeln. Das Loslassen der Hara-Muskeln sorgt hingegen bei Vorbeugen für eine wohlige Länge und Weite im Rücken. Zudem verbindet ein intelligentes Zusammenspiel von Beckenboden und tiefer Bauchmuskulatur den Schultergürtel mit dem Becken und sorgt für Sicherheit in der Lendenwirbelsäule.

Die gesamte Bauchmuskulatur wird in drei Gruppen unterteilt: 1) Die vorderen Bauchwandmuskeln, zu denen der gerade Bauchmuskel (Musculus rectus abdominis) und der Pyramidenmuskel (Musculus pyramidalis) gehören. Diese Muskeln sind für die Rumpfbeugung verantwortlich. 2) Die seitlichen Bauchwandmuskeln, zu denen die inneren schrägen Bauchmuskeln (Musculi obliquus internus), die äußeren schrägen Bauchmuskeln (Musculi obliquus externus) sowie der quer verlaufende Bauchmuskel (Musculus transversus) zählen, der gleichzeitig den tiefsten Bauchmuskel darstellt. Diese Muskeln sind in der Aktivität für Rotationen und seitliche Beugungen verantwortlich. Der Musuculus transversus sorgt zudem für die Stabilisation der Wirbelsäule und verlängert die unteren Rippen in Richtung Becken und sorgt damit für Länge im Rumpf. 3) Der Musculus quadratus lumborum hat mehrere Funktionen: Er trägt u. a. zur Seitwärtsneigung des Rumpfes bei, streckt die Lendenwirbelsäule und hebt die Muskeln des seitlichen Beckenrandes. Der Musculus iliopsoas ist der stärkste Hüftbeuger und unterstützt u. a. die Außenrotation des Oberschenkels. Er wird auch als »Muskel der Seele« bezeichnet und verbindet die Wirbelsäule mit den Beinen. Dabei stabilisiert er die Wirbelsäule durch die faszialen Strukturen. Der Iliopsoas ist mit dem Zwerchfell verbunden und reagiert auf Stress und Angst mit Anspannung.

Eine gezielt eingesetzte Bauchmuskulatur unterstützt die Beckenboden- und Rückenmuskulatur bei der Aufrichtung der Wirbelsäule in ihrer natürlichen Doppel-S-Schwingung.

ÜBUNG: HARA-MUSKELN AKTIVIEREN

Komme in einen aufrechten Stand.
Die Füße haben einen satten Kontakt zum Boden.

Wie bereits geübt, spannst du deinen Beckenboden nun an, indem du die Sitzbeinknochen, das Schambein und das Steißbein aufeinander zubewegst und den Damm anhebst. Die Ausatmung unterstützt dich dabei.

Zusätzlich aktivierst du den unteren Bauch, indem du ihn leicht nach innen ziehst, ohne dass sich das Becken verändert. Die Bewegung kommt dabei wieder von innen. Du kannst die Aktivierung der Hara-Muskulatur durch Längsspannung der Wirbelsäule unterstützen, indem du dir vorstellst, du schiebst deinen Kopfkronenpunkt gegen einen leichten Widerstand. Halte dabei das neutrale Becken und verliere nicht die sanfte Lordose in der Lendenwirbelsäule (Krümmung der Wirbelsäule nach vorne).

Durch diese sanfte »Hara-Spannung« bewegen sich deine unteren Rippen in Richtung Becken und die oberen in Richtung Kopf. Nimm wahr. woe Länge im gesamten Rumpf entsteht, und spüre, wie immer mehr Raum zwischen den Wirbeln und den Bandscheiben entsteht.

Aufrichtung der Wirbelsäule

»Das Leben kommt in Wellenbewegungen, selbst die Wirbelsäule ist eine Welle.«

– *Kali Ray*

Im Yoga wird davon ausgegangen, dass der Rücken der entscheidende Sitz der Urenergie ist. Die zwei wichtigsten Energiekanäle (Ida und Pingala) verlaufen neben der Wirbelsäule und die Hauptenergielinie (Susumna) verläuft im Inneren.

Unser Energiefluss reagiert direkt auf physiologische oder psychische Disharmonien. Belastende Erfahrungen äußern sich in Blockaden und Stauungen des Energieflusses, die besonders im Rücken gespeichert und als Verspannung wieder erlebbar werden. Auch wenn der Kopf bereits alle Widrigkeiten vergessen hat, »erinnern« sich die Strukturen des Rückens, denn sie haben ein differenzierteres Gedächtnis.

»Die Wirbelsäule ruht im Becken wie der Mensch in einem Schaukelstuhl.«

– *Ida Rolf*

Die Haltung der Wirbelsäule ist abhängig von der Stellung des Beckens, denn das ist ihre Basis. Bei den meisten Menschen tendiert das Becken zu einer eingeschränkten Beweglichkeit aufgrund von Fehl- oder Überlastungen sowie emotionalen Dysbalancen. Ob zu viel oder zu wenig Spannung – immer ist eine Fehlhaltung die Folge.

Die Wirbelsäule des Menschen besteht aus 24 Wirbeln: sieben Halswirbeln, zwölf Brustwirbeln und fünf Lendenwirbeln. Aus diesen 24 Knochen, die wie eine Perlenkette aneinandergereiht sind, ist die Wirbelsäule eine flexible Konstruktion, die durch die Muskulatur Stabilität benötigt. Dies erledigt die sogenannte autochthone Muskulatur, die aus über 200 kleinen Muskeln besteht und die Wirbelsäule in sich stark, beweglich und flexibel macht. Diese Muskeln schützen und stützen die Wirbelsäule zu allen Seiten. Ebenso wie die Beckenbodenmuskulatur wird auch die autochthone Muskulatur häufig vernachlässigt.

Um der Wirbelsäule genügend Raum zu geben, damit diese Muskeln gut arbeiten können, benötigen sie eine Längsspannung. Dieses Aufspannen der Wirbelsäule soll mithilfe der nächsten Übung erfahrbar werden.

ÜBUNG: DIE WIRBELSÄULE AUFSPANNEN

Erfahrungsraum »Längsspannung der Wirbelsäule«

Für eine optimale Längsspannung schiebst du deine Kopfkrone himmelwärts. Das Becken ist so ausgerichtet, dass die vorderen Darmbeinstacheln (SIAS) genau geradeaus zeigen. Das Becken ist dabei neutral ausgerichtet.

Durch die Längsspannung der Wirbelsäule entsteht genügend Raum zwischen den Wirbeln, den Dornfortsätzen und den Wirbelgelenken, damit das Rückenmark und die Bandscheiben nicht gequetscht werden. Wird die Längsspannung während des Übens beibehalten, werden die Bandscheiben durch eine angenehme Druck- und Zugbelastung genährt und die Wirbelsäule kann optimal und ganz organisch in ihre acht Bewegungsrichtungen hineingleiten.

Im Hara Flow dient die in ihre Längsspannung ausgerichtete Wirbelsäule als Ausgangspunkt für die rhythmischen und wellenförmigen Bewegungen, die das wesentliche Merkmal des Flows darstellen. Vorteile dieser Bewegungen sind:

- Die Wirbelsäule kann frei schwingen,
- Gelenke werden optimal mobilisiert,
- Muskel- und Bindegewebsverspannungen werden gelöst,
- Raum für Energiefluss kann entstehen,
- sie machen die Faszien (das helle Bindegewebe) elastisch.

Verwurzelte Füße und stabile Beine

Wandern wir nun mit unserer Aufmerksamkeit von der Wirbelsäule zu den Füßen. Die Aufrichtung des Fußgewölbes unterstützt die Aktivität im Beckenboden und lässt die Energie in die Körpermitte strömen.

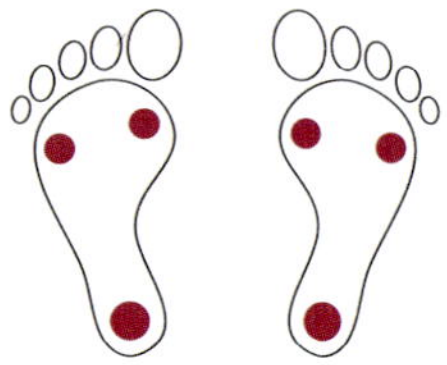

Im Stand sind die Füße hüftbreit geöffnet. Zur Orientierung kannst du eine deiner Hände zwischen die Füße legen. Das entspricht der Entfernung deiner Beckenknochen (Hüftgelenke). Im hüftbreiten Stand stehen die Fersen etwas näher beieinander. Das entspricht einer leichten V-Stellung der Füße. Diese V-Stellung unterstützt die Vernetzung der Beckenbodenmuskultur.

Gut ausgerichtete Füße unterstützen die gesamte Statik des Körpers. Die nächste Übung möchte genau diesen Erfahrungsraum öffnen und lädt zum Spüren ein:

ÜBUNG: FÜSSE UND BEINE AUSRICHTEN – I

Erfahrungsraum »Fußausrichtung (Drei-Punkt-Belastung)«

Komme in einen hüftbreiten Stand und wandere mit deiner Aufmerksamkeit zu deinen Füßen: Wo berühren die Füße den Boden, welche Ausrichtung haben die Zehen und Fersen, wie fühlt sich die Gewichtsverlagerung nach oben an?
Nimm es erst einmal nur wahr, ohne zu werten oder etwas zu verändern.

Bleibe im hüftbreiten Stand und schließe deine Augen. Verlagere nun mehr Gewicht auf die Fersen, dann auf die Fußballen, die rechte Fußaußenkante, die linke Fußaußenkante, dann beginnst du, auf den Füßen zu kreisen.

Verlagere nun das Gewicht der Füße auf drei Punkte, auf Ferse, Großzeh- und Kleinzehballen. Die Zehen bleiben dabei ganz entspannt. Gib nun mehr Gewicht auf die Fersenaußenkante und die Großzehballenaußenkante und spanne zum Schluss ein unsichtbares Netz zwischen Großzeh- und Kleinzehballen und der Ferse.

Auch die Ausrichtung der Beine und insbesondere der Knie sind im Yoga wesentlich, um Verletzungen vorzubeugen und ein organisches Üben zu gewährleisten. Die Ausrichtung der Hüfte, der Knie und der Füße stehen in einem unmittelbaren Zusammenhang. Nicht selten treten durch ein voreiliges und dem Körper nicht angepasstes Üben von hüftöffnenden Positionen Verletzungen in den Knien auf. Bieten die Hüftgelenke nicht genügend Flexibilität, versuchen die Knie, dies zu kompensieren. Daher ist es notwendig, auf den eigenen Körper zu hören und das Üben der jeweiligen Körpergrenzen anzupassen.

ÜBUNG: FÜSSE UND BEINE AUSRICHTEN – II

Erfahrungsraum »stabile Beine«

Stelle dich vor einen großen Spiegel, um deine Haltung nicht nur spüren, sondern auch sehen zu können. Komme nun in einen für dich bequemen und gewohnten Stand, ohne etwas zu beeinflussen. Was siehst du im Spiegel? Wie fühlt sich dieser Stand an? Wie sind deine Füße und das Becken ausgerichtet? Wie fühlen sich deine Beine an? Sind die Knie durchgedrückt oder leicht gebeugt? Wo zeigen deine Knie hin: nach außen, in die Mitte oder geradeaus?

Schüttle dich kurz einmal und komme nun in einen hüftbreiten Stand, dein Becken befindet sich in der neutralen Position und die Füße in der Drei-Punkt-Belastung. Was siehst du nun im Spiegel? Wie fühlt sich dein Stand an? Wo zeigen deine Knie hin?

Vielleicht spürst du, wie deine Knie nun genau geradeaus zeigen. Wenn du eine Linie von deinen Füßen bis zur Hüfte ziehen würdest, dann würde diese Linie durch deinen zweiten Zeh, die Mitte des Knies bis in die Mitte deiner Hüftgelenke reichen.

Eventuell spürst du auch, wie sich deine Oberschenkelmuskulatur in eine leichte Außenspirale und die Unterschenkelmuskultur in eine leichte Innenspirale verschrauben. Diese Verschraubung erlaubt eine organische Ausrichtung während deiner Yogapraxis. Durch unsere individuelle Körpergeschichte kann es leichte

Abweichungen in der Lotlinie der Beine geben. Dennoch ist es sinnvoll, sich während der Praxis an dem zweiten Zeh zu orientieren und die Knie, insbesondere in den Stand- und Balancehaltungen, über dem zweiten Zeh auszurichten. Konzentriere dich darauf, deine Oberschenkel in eine leichte Außenspirale und die Unterschenkel in eine leichte Innenspirale zu verschrauben. Dabei geht es nur um die Vorstellung, du würdest deine Haut in diese Spiralen verschieben. Ziel ist eine innere kleine Bewegung – eine Mikrobewegung.

ORIENTIERUNGSPUNKTE FÜR EINE PHYSIOLOGISCHE KÖRPERHALTUNG

- **Alle Körpersegmente stehen übereinander,**
- **die Schultern sind entspannt und ruhen auf dem Thorax,**
- **die Wirbelsäule ist in ihrer Wellenform stabilisiert und gestützt,**
- **das Becken befindet sich in einer neutralen, aufgerichteten Position,**
- **das Knie steht in einer mittleren aktiven Stellung,**
- **das Fußgewölbe ist aufgerichtet, inklusive einer Dreipunktbelastung der Füße.**

Durch ein Ausrichten der Knochen, ein »Denken« über die Knochen können Haltungsabweichungen aufgedeckt werden.

Die gezielte Ansprache der Muskulatur, abhängig von ihrer Funktion, führt langfristig zu einer exakten Ausrichtung von Wirbelsäule und Gelenken. Damit sind alle Voraussetzungen für ökonomische und ausbalancierte Bewegungsabläufe gegeben. Die Aktivierung der intrinsischen Muskulatur ermöglicht einen ökonomischen Umgang mit dem Kraftpotenzial des Körpers.

»Der Yoga ist das bewusste Wahrnehmen dessen, was schon da ist.«

– *Gerard Blitz*

Die vier Säulen des Hara Flow

Der Hara Flow möchte körperliche, geistige und seelische Zusammenhänge sowie Details der Körperausrichtung erfahrbar werden lassen. Es geht nicht darum, den Körper oder Übungen zu perfektionieren, sondern um ein Gespür für den eigenen Körper und seine Vorgänge, um ein implizites Wissen, das sich von äußeren Formen löst und ein Wahrnehmen und Spüren in den Mittelpunkt stellt. Durch eine kontinuierliche und achtsame Verbindung von Atmung und Bewegung entwickelt sich ein tiefes psychosomatisches Verständnis. Dieses Wissen öffnet die Tür für eine ganzheitliche Haltungsveränderung von innen heraus.

Das besondere im Hara Flow sind die rhythmischen und wellenförmigen Bewegungen, die ihren Ursprung im Hara finden. Innerhalb der Praxis geht es um ein organisches Üben, ein Rein- und Rauswiegen aus den Übungen sowie ein langsames Herantasten und Erforschen der Bewegungen. Ziel ist es, in fließende Bewegungen unter Berücksichtigung der folgenden vier Säulen einzutauchen und dadurch eine Meditation in Bewegung entstehen zu lassen.

Wahrnehmen, was ist …

»Jedem Anfang wohnt ein Zauber inne.«

– Hermann Hesse

Jedes Mal, wenn wir uns auf die Matte begeben, tun wir dies mit einer Waagschale von Altem und Neuem, von neuen Gefühlen, Emotionen, Erfahrungen und Gedanken, die uns im Laufe des Tages begleitet haben und alten Gefühlen, Emotionen, Erfahrungen und Gedanken, die sich in unserem Körpergedächtnis bereits gespeichert haben.

Begeben wir uns auf die Matte, ist der erste Schritt wahrzunehmen, was gerade ist: Wie ist deine Befindlichkeit? Gibt es etwas, was du mit auf die Matte bringst? Wie strömt der Atem und wie fühlt sich dein Körper gerade an?

Wir tauchen ein in die kinästhetische Wahrnehmung. Die kinästhetische Wahrnehmung, das Fühlen mit dem ganzen Körper, ist das erste, was wir als Babys entwickeln, um die Welt um uns herum zu erfahren. Dieser Sinn ist uns als Erstes gegeben, ist die erste Sicherheit, die wir im Leben erfahren. Alle anderen Sinne entwickeln sich im Laufe des ersten Jahres nach und nach. Durch unseren verkopften Alltag haben wir jedoch das Gefühl für diesen Sinn verloren und die anderen Sinne, insbesondere das Sehen, stehen im Vordergrund.

Wenn wir uns auf die Matte begeben, möchten wir den Körperempfindungssinn aktivieren und die anderen in den Hintergrund treten lassen. Wir richten den Fokus auf das Körperempfinden und nehmen wahr, ohne zu werten. Einen Fokus dieser Wahrnehmung richten wir auf die Atmung. Wir beobachten das Ein- und Ausströmen der Atmung, die Atemqualität und wo wir im Körper den Atem spüren können. Der Atemfokus richtet unsere gesamte Aufmerksamkeit auf den gegenwärtigen Augenblick und erlaubt dem Gedankenkarussell, für ein paar Momente zum Stillstand zu gelangen.

Einfluss nehmen …

Ist der erste Schritt getan, befinden wir uns in einem Zustand der achtsamen und wertfreien Wahrnehmung. Frei von unserem Ego beginnen wir damit, den Körper zu bewegen. Am Anfang stehen subtile Bewegungen. Wir starten oft mit einem Schütteln aus den Füßen heraus oder lassen das Becken kreisen.

Die Aufmerksamkeit richtet sich so auf die intrinsische Muskulatur und auf das, was innen stattfindet. Wir beginnen die Bewegungen von innen und werden nach außen immer größer. Wenn wir es zulassen können, dann erlauben diese kleinen Bewegungen Großes. Sie rollen uns den roten Teppich für unsere Körperempfindungen aus und machen besonders gut spürbar, wie die aktuelle Körperbefindlichkeit ist. Gleichzeitig sorgen sie dafür, dass der Körper geschmeidig und durchlässig wird. Zudem bereiten sie auf die großflächigen Übungen vor.

Eins werden mit der Bewegung …

Im Hara Flow werden die Bewegungen rhythmisch und wellenförmig ausgeführt. Den Takt gibt der Atem vor und der Körper folgt seinen Impulsen. Der Schwerpunkt dieser Säule liegt darin, in einen meditativen Zustand zu gelangen, bei dem der Körper durch die Bewegungen fließen darf, als würden die Bewegungen wie von allein geschehen. Das Ziel dabei ist es, den Körper sprechen zu lassen und ihm Vertrauen zu schenken, seine Form zu finden. Wir erinnern uns an dieser Stelle noch einmal an das »embodied knowledge«, das Zusammenspiel von einem physiologischen Verständnis und unserem Urvertrauen in den Körper, unserer Intuition.

Experimentieren …

Als letzte Säule gelangen wir innerhalb unserer Yogapraxis zum Experimentieren. Der Kern des Hara Flows liegt darin, einen Erfahrungsraum zu schaffen, in dem Bewegungs(er)forschung stattfinden kann. An dieser Stelle geht es um einen spielerischen Umgang mit den Bewegungen und der Atmung: Wie fühlt es sich an, wenn ich beispielsweise in Setu Bandhasana (die Brücke) mit der Einatmung aufrolle oder aber mit der Ausatmung? Wo liegt der Unterschied?

Wesentlich ist nicht, den physiologischen Unterschied detailliert beschreiben zu können, sondern ein implizites Verständnis – die Wahrnehmung, *dass* es einen Unterschied gibt. Im Mittelpunkt steht die individuelle Erfahrung. Zudem steht innerhalb des Experimentierens im Vordergrund, mithilfe von Mikrobewegungen das »Wahrnehmungsuniversum« auf vielfältige Weise zu erforschen und neue bzw. andere Erlebnisräume zu schaffen: Was passiert, wenn ich in Nakara Asana (der Krokodilsübung) die Finger der Hand auffächere, von dieser die Beine wegdrehe und vor allem den kleinen Finger der Hand in eine aktive Spannung bringe? Wieder geht es um ein Bewusstsein für die Körperintelligenz; hier um eine Wahrnehmung dafür, wie der gesamte Körper in Zusammenhang steht.

Den vier Säulen sind ebenfalls vier Prinzipien untergeordnet, die das Fundament bilden.

Ressourcenorientiert:

Wohl eines der herausforderndsten Prinzipen – innerhalb unserer von Leistung und Disziplin durchdrungenen Gesellschaft sind wir oft damit beschäftigt, unseren Körper zu optimieren. Wir möchten »gut« aussehen. Unbewusst verbinden wir »gutes« Aussehen mit bestimmten positiven Persönlichkeitsmerkmalen wie Willensstärke, Disziplin, sozialer Anerkennung u. v. m. Wir sind bemüht, mit unserem äußeren Erscheinungsbild unserer Identität Ausdruck zu verleihen und (be-)nutzen unseren Körper dabei als Objekt. Im Hara Flow ist es ein Anliegen, einen Ort zu schaffen jenseits von gesellschaftlichen Vorstellungen und körperlichen Erscheinungsformen. Wir betrachten den Körper als Ressource mit seinen Gegeben- und Eigenheiten, als Spiegel unseres Seins und als Geschichtsbuch unseres individuellen Lebens: Wo alles sein darf, wie es ist, wo körperliche Gegebenheiten miteinbezogen werden und ein wertschätzender und gewaltfreier Umgang mit dem Körper entstehen kann.

Neugierig bleiben:

Wenn du schon lange Yoga übst, hast du wahrscheinlich schon hundertmal die Katze oder den Hund geübt und beherrschst die Asanas quasi im Schlaf. Im Hara Flow möchten wir dich dazu einladen, wieder ganz neu an die Asanas heranzutreten, als würdest du sie zum ersten Mal üben. Jeder Tag ist neu, deine Zellen erneuern sich in einem sagenhaften Tempo und gleichzeitig bringst du Altes mit auf die Matte. Du bist ein Kontinuum aus Alt und Neu. Hara Flow möchte ein Offen- und Neugierig-Sein für die Bewegung fördern und ist bemüht, den Bewegungsmoment zu einem Erfahrungsraum zu machen. Denn obwohl du die einzelnen Übungen schon so oft geübt hast, sind sie immer wieder neu, da *du* immer wieder neu bist. Im Fokus der Praxis steht die individuelle Körper- und Bewegungserfahrung, die durch Mikrobewegungen und kleine Impulse verfeinert wird. Um sich voll und ganz auf den Bewegungsmoment einzulassen, ist es förderlich, die Bewegungen zu verinnerlichen und dadurch in einen meditativen Tanz zu gelangen, bei dem der Kopf ausgeschalt werden darf.

Bewertungsfreiheit (Akzeptanz):

Innerhalb dieses Prinzips geht es darum, die innere Kommunikation zu akzeptieren: Was ist heute möglich, was nicht? Welche Gefühle und Emotionen tauchen auf, und kann ich sie da sein lassen oder nicht? Das Bewusstsein für die eigenen Grenzen und deren Bewahrung wird gefördert.

Wir unterscheiden drei verschiedene Erfahrungszonen: Die Komfortzone, die Erfahrungszone und die Überforderungszone:

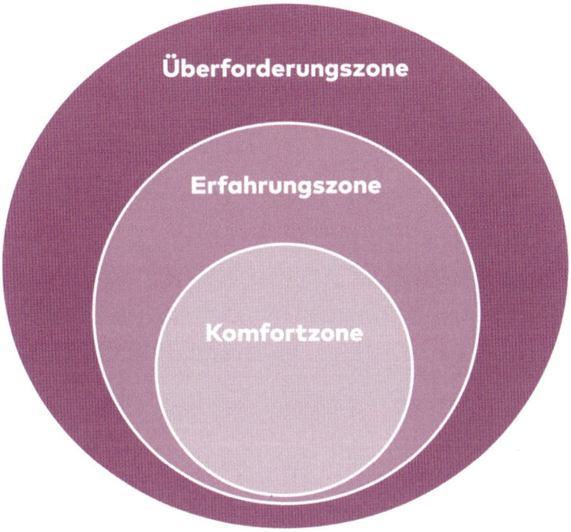

Innerhalb der **Komfortzone** ist kein Spielraum für Neues möglich. Du steckst fest in deiner Praxis und womöglich hat sich bereits Langeweile eingeschlichen.

In der **Erfahrungszone** begegnest du den Bewegungen spielerisch, wie ein Kind, das sich im Krabbeln übt. Es beginnt damit, sich in einen Vierfüßlerstand einzurichten und wippt den Körper in sanften Bewegungen vor und zurück, setzt nach und nach eine Hand und ein Knie nach vorn und bewegt sich fort. Beobachten wir dieses Treiben, das sich über Wochen oder auch Monate hinziehen kann, stellen wir fest, dass rhythmische Bewegungen tief in uns verwurzelt sind. Ein sanftes Herantasten an Bewegungen entspricht unserer Natur. Für deine Praxis bedeutet es, dass du deinem Körper durch ein achtsames Reinwiegen in die und Rauswiegen aus der Übung Zeit gibst, seine Form zu finden. Zudem verfeinerst du mit kleinen Impulsveränderungen und Mikrobewegungen dein Wahrnehmungsspektrum und jede Bewegung wird zu einem inneren Erlebnis.

In der **Überforderungszone** nimmt das Ego einen sehr großen Platz ein. In den Yogaklassen ist oft bei Anfänger*innen zu beobachten, dass sie sich während des Übens umschauen und feststellen, dass andere mit ihren Händen in der Vorwärtsbeuge an die Füße gelangen, die Hand in Trikonasana (dem Dreieck) den Boden berührt oder die Knie im liegenden Schmetterling auf der Erde abgelegt sind. Diese Beobachtungen führen dazu, dass die eigenen Körpergrenzen nicht beachtet werden und mit Gewalt versucht wird, in eine äußere Form zu gelangen, für die der Körper nicht bereit ist. Ziel ist, das Bewegungserlebnis als solches wahrzunehmen und wertungsfrei zu bleiben – egal, was zu erleben ist.

Achtsamkeit:

Dieses Prinzip stellt die Verbindungslinie der anderen Prinzipien dar: Ressourcenorientiert, Neugierig-Sein und Bewertungsfreiheit. Um diese Grundsätze zu beachten und umsetzen zu können, braucht es Möglichkeiten, diese bewusst wahrzunehmen. Der Nährboden für eine bewusste Wahrnehmung ist Achtsamkeit. Es geht um eine Präsenz, in die wir uns begeben, um ein ganzheitliches Einlassen auf den aktuellen Moment. Das Ziel einer achtsamen Bewegungskultur ist es, die Signale des Körpers lesen zu lernen und auf die eigene Körperintelligenz zu vertrauen.

HARA FLOW – AUS DEM ZENTRUM HERAUS FLIESSEN

- **Ziel von Hara Flow ist es, einen Raum für Bewegungserforschung zu schaffen.**
- **Der Fokus liegt auf einem ganzheitlichen Verstehen, welches es ermöglicht, das eigene Bewegungsrepertoire zu erweitern.**
- **Alle Bewegungen entspringen der Körpermitte (dem Hara) und fließen in rhythmischen und wellenförmigen Bewegungen in die Peripherie.**
- **Den Körper sprechen lassen, eintauchen in die Bewegung und eins werden mit dem Bewegungsmoment.**
- **Lernen, die Signale des Körpers zu lesen und auf die individuelle Körperintelligenz zu vertrauen.**

DIE VIER SÄULEN DES HARA YOGAS AUF EINEN BLICK

LEITLINIEN FÜR EIN ORGANISCHES ÜBEN

Wahrnehmen, was ist ...
Eintauchen in das aktuelle Körperempfinden (Befindlichkeit, Atem, Körper, Körpergeschichte)

Einfluss nehmen ...
In die Bewegung eintauchen, klein beginnen und größer werden

Eins werden mit der Bewegung ...
Bewegungsabläufe verinnerlichen, wie von selbst geschehen lassen, Meditation in Bewegung

Experimentieren...
Mikrobewegungen verändern die Wahrnehmung und das Erleben

Ressourcenorientiert
Bewertungsfrei
Neugierig
Achtsam

Die Praxis

Alignment

Bedenke: Die Atmung führt die Bewegung. Lege zuerst den Fokus auf die Atmung und dann auf die körperliche Ausrichtung.

!

ATMUNG

Mit jeder Einatmung in die Länge und Weite atmen:

- **Zwischen die Rippen atmen, Länge schaffen und Polspannung aufbauen.**

Mit jeder Ausatmung Stabilität aufbauen, Muskeln verschrauben:

- **Bewegungsimpuls beginnen,**
- **Energie im Zentrum bündeln,**
- **ggf. Hara-Muskeln anspannen,**
- **Knochen ausrichten.**

Du kannst dir vorstellen, wie du mit der Einatmung Energie aufnimmst. Dabei erlaubst du deinem Körper sich auszudehnen. Mit der Ausatmung nutzt du die entstandene Energie in der Körpermitte und aktivierst die Muskulatur, die gebraucht wird.

Grundsätzlich gilt: Mit der Einatmung senkt sich das Zwerchfell und Länge im Körper entsteht. Für Rückbeugen gilt es, die Weite der Einatmung zu nutzen und mit dieser Weite in die Herzöffnung zu fließen (Kobra).

Mit der Ausatmung hebt sich das Zwerchfell, die Bauchorgane bekommen Platz, daher ist es ratsam, mit der Ausatmung in Drehungen einzutauchen oder die Bauchmuskulatur zu aktivieren. Nimm dir trotz dieser Übungsvorschläge die Freiheit, mit deiner Atmung zu spielen und entsprechend deiner Körperbedürfnisse zu praktizieren.

Atme einmal ein, wenn du in die Drehung tauchst oder deine Bauchmuskulatur aktivierst. Spüre und reflektiere, was mehr Sinn für deinen Körper macht, und wähle deine Atemvariation.

Mobilisation als ein Kernelement des Hara Yoga

Durch die rhythmischen Bewegungen und gezieltes Kreisen einzelner Körperteile befinden wir uns im Hara Flow in einer kontinuierlichen Mobilisation für den Körper. Mobilisierungen sorgen für eine angenehme Weite zwischen den Gelenken und die Produktion von Gelenkflüssigkeit wird angeregt, dies gewährleistet ein gelenkschonendes Üben. Die Durchblutung wird angekurbelt und die Muskeln werden besser mit Nährstoffen versorgt. Weiterhin wird die Wahrnehmung für die Funktion und organische Bewegungsrichtung geschärft. Verhärtete Strukturen können gelöst werden und ein Gefühl von Leichtigkeit entsteht. Der Körper wird elastisch und durchlässig für den Energiefluss.

DIE DREI ORIENTIERUNGSPUNKTE FÜR EINE ORGANISCHE AUSRICHTUNG

1. Länge erzeugen (Längsspannung), um Raum für die Atmung, Muskeln und Gelenke schaffen.

2. Von Innen nach Außen: Erst innere Stabilität schaffen, wenn nötig Hara-Muskeln anspannen und dann erst die äußere Muskulatur hinzunehmen, in die Bewegungen eintauchen.

3. Durchlässig bleiben, durch die Atmung und Mikrobewegungen Raum und Weite für Energiefluss aufrechterhalten (kein statisches Verharren in den Haltungen).

HELD*INNENHALTUNGEN

Die Hara-Muskeln sind aktiv.

Das vordere Knie steht über der Ferse, sodass der zweite Zeh sichtbar ist.

Die Ohren ziehen weg von den Schultern.

RÜCKBEUGEN

Das Schambein schiebt in den Boden.

Die Körperseiten sind lang.

Der Kopf befindet sich in Verlängerung der Wirbelsäule.

STÜTZHALTUNGEN

Die Hara-Muskeln sind aktiv.

Die Schulterblattspitzen schieben nach unten und außen.

Die Fingergrundgelenke drücken aktiv in den Boden.

KRAFTVOLLE MITTE

Die Hara-Muskeln sind aktiv.

Die Körperseiten sind lang.

Das Becken ist neutral.

DREHUNGEN

Das Schambein rollt zum Nabel.

Die Schulterblattspitzen sinken nach unten und öffnen sich nach außen.

Die Finger sind aufgefächert.

VORWÄRTSBEUGEN

Die Beinrückseiten sind lang.

Die Wirbelsäule ist gestreckt.

Der Kopf darf entpannen.

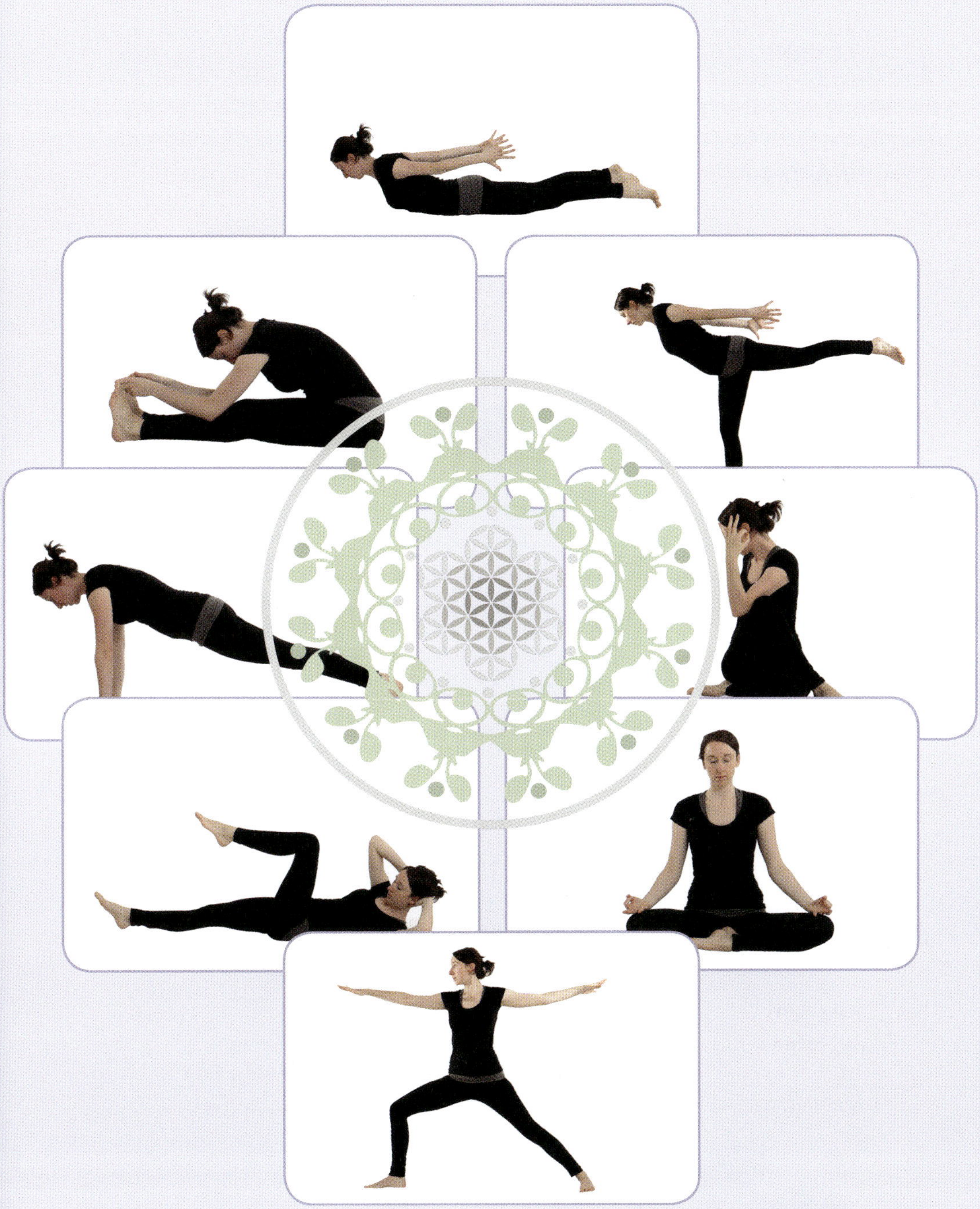

Ankommen

!

»Einatmung« und »Ausatmung« bzw. »einatmend« und »ausatmend« werden in den nun folgenden Übungsbeschreibungen mit »EA« und »AA« abgekürzt. Wenn du zwischendurch eine Pause brauchst, dann achte auf deinen Körper und nimm dir den Raum.

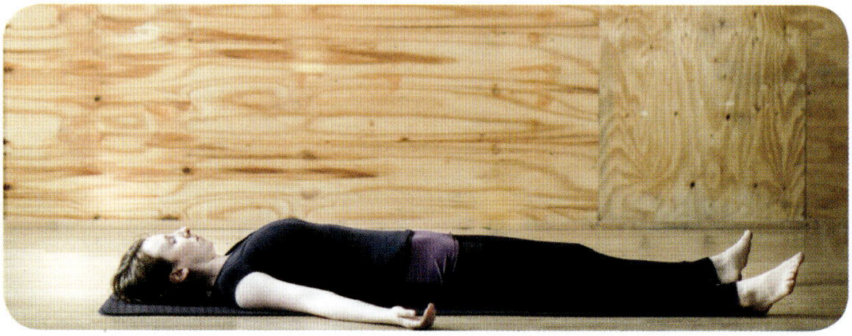

- Beginne deine Praxis mit einer kurzen Anfangsentspannung im Liegen und lenke deine Aufmerksamkeit auf deine Atmung.
- Beobachte, welche Räume sich deine Atmung sucht, und lasse dir etwas Zeit, dich auf deine kommende Praxis einzustimmen.

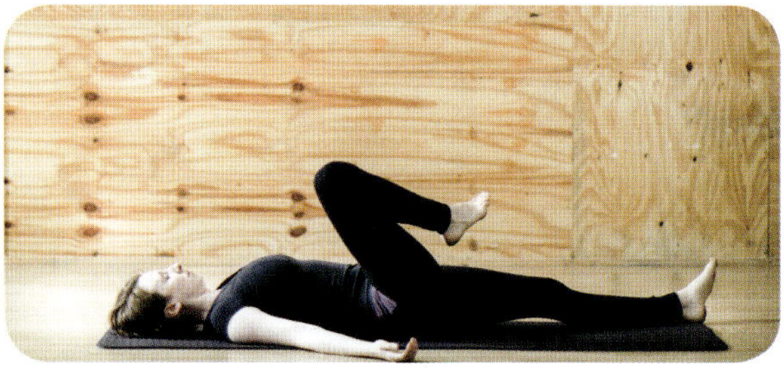

- Nach einer Zeit des Einstimmens ziehe dein rechtes Knie in Richtung Brust und beginne, das gebeugte Bein aus dem Hüftgelenk heraus zu kreisen.
- Verbinde die Bewegung mit der Atmung.

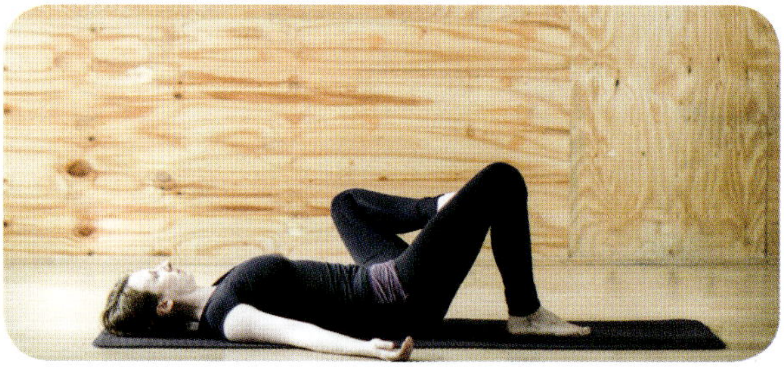

- Beende das Kreisen.
- Setze den rechten Fuß unter dein Knie, ziehe dein linkes Knie zur Brust und beginne nun, dein linkes Bein aus dem Hüftgelenk heraus zu kreisen.

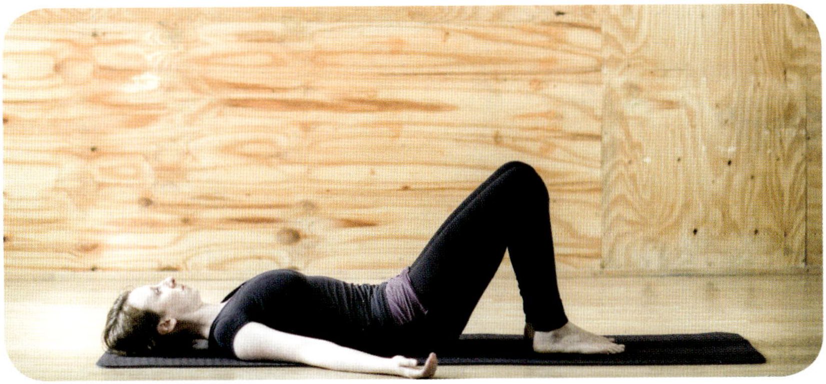

- Beide Füße stehen hüftbreit auf der Matte.
- Mit jeder neuen AA rollst du dein Becken ein, dabei sinkt der untere Rücken in die Matte und EA rollst du das Becken auf, dabei entsteht eine Lücke zwischen dem unteren Rücken und der Matte.
- Nach ein paar Runden der Mobilisation hältst du AA den unteren Rücken in der Matte.

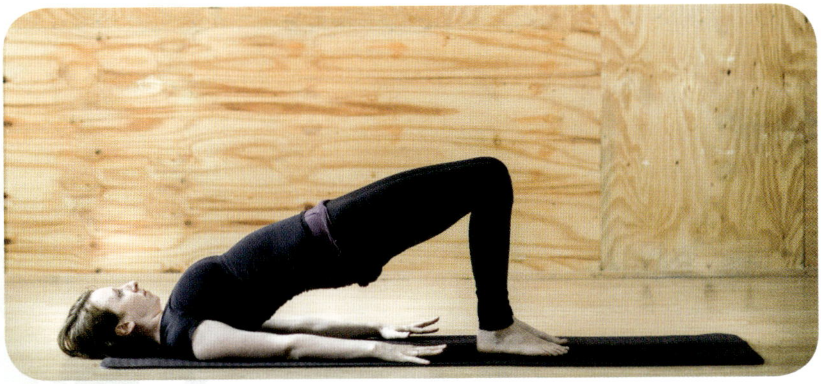

- Mit deiner nächsten EA hebe dein Gesäß Wirbel für Wirbel von der Matte.
- Halte mit der Atempause und mit der AA sinkt dein Gesäß zurück auf die Matte.
- Wiederhole die Übung ein paar Mal in deinem Atemrhythmus.

Kraftvolle Mitte

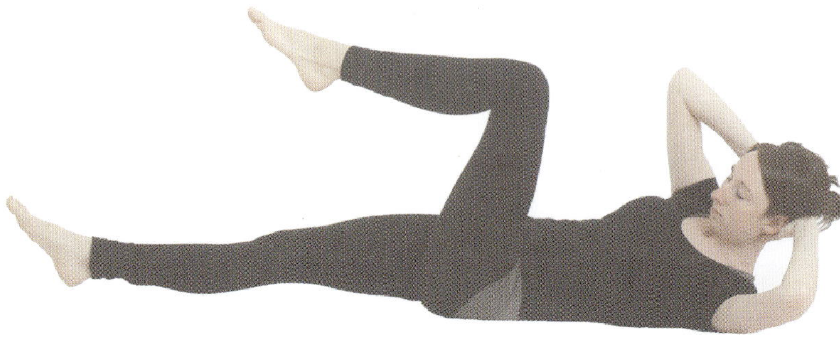

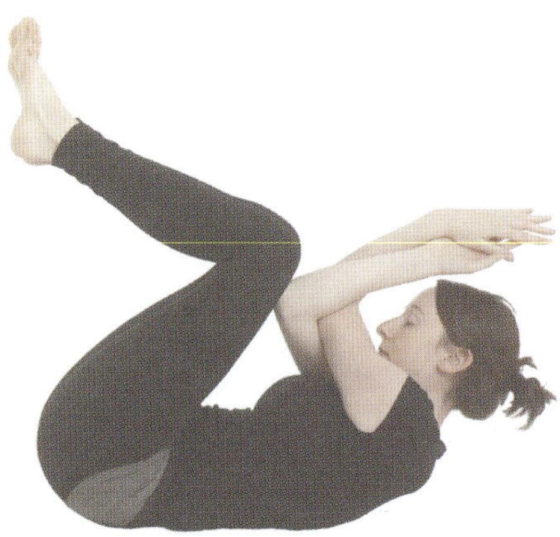

- Halte deine Aufmerksamkeit während der Übungen für die Körpermitte im Zentrum.
- Dein unterer Bauch zieht sanft nach innen und oben.
- Der Beckenboden ist aktiv und wie ein Schwungtuch gehoben.
- Mit der AA intensivierst du die Aktivität der unteren Bauchmuskulatur und EA löst du diese etwas, ohne die Spannung und Stabilität der Mitte ganz zu verlieren.
- Halte während der Übungen für die Mitte eine leichte Grundspannung.

1

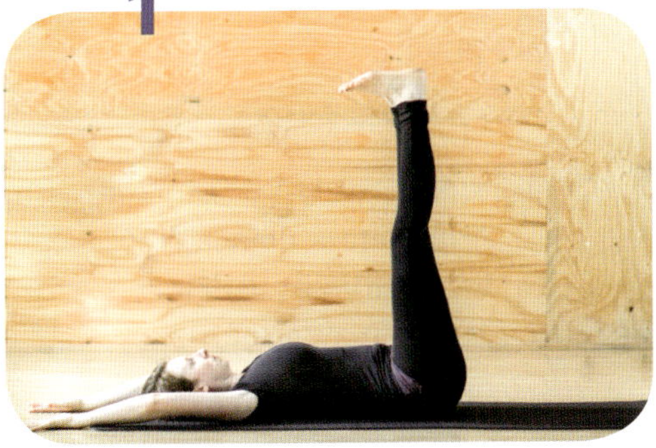

2

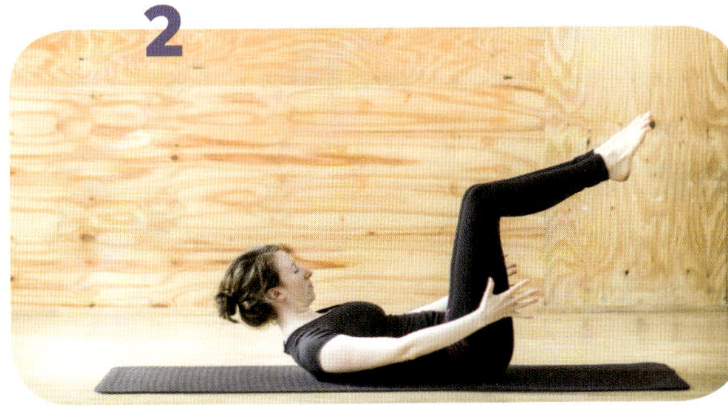

1–2

- Mit der nächsten EA strecke deine Beine zur Decke und die Arme hinter deinen Kopf. Die Füße sind geflext.
- Mit der AA beuge deine Knie, strecke aus dem Bauch heraus die Arme nach vorne und löse den Hinterkopf und die Schulterblätter.
- Wiederhole die Übung drei- bis fünfmal im Rhythmus deiner Atmung.

3

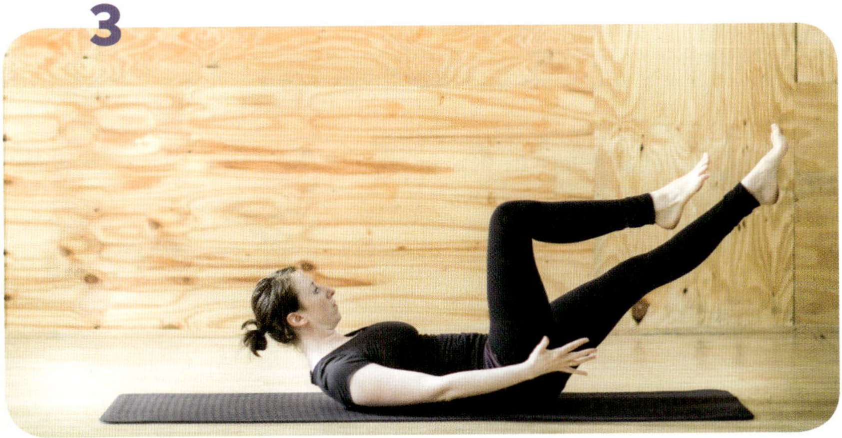

3

- Halte den unteren Bauch aktiv, die Arme bis in die Finger gestreckt.
- Mit der AA strecke ein Bein nach vorne weg und EA beuge das Knie zurück über dein Becken.
- Wiederhole auch diese Übung pro Seite drei- bis fünfmal.

4

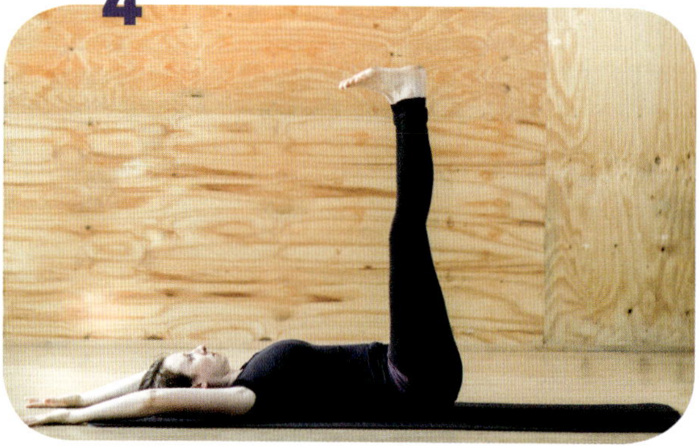

4
- › Mit der EA strecke die Beine wieder zur Decke und die Arme hinter deinen Kopf.
- › Nimm dir etwas Zeit zum Nachspüren.

5–7
- › Dann beuge wieder deine Knie und falte deine Hände hinter deinem Kopf.
- › Atme noch einmal tief ein und mit der AA führe die rechte Achsel zum linken Knie und strecke gleichzeitig das rechte Bein nach vorne weg.
- › Halte den unteren Bauch nach innen gezogen und die Lendenwirbelsäule fest verwurzelt. Deine Mitte ist stabil.
- › Mit der EA komme zur Mitte und wechsele AA die Seite.
- › Wiederhole drei- bis fünfmal.

5

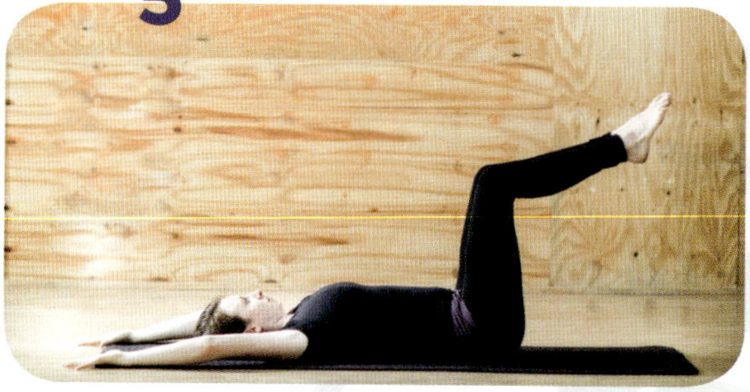

6

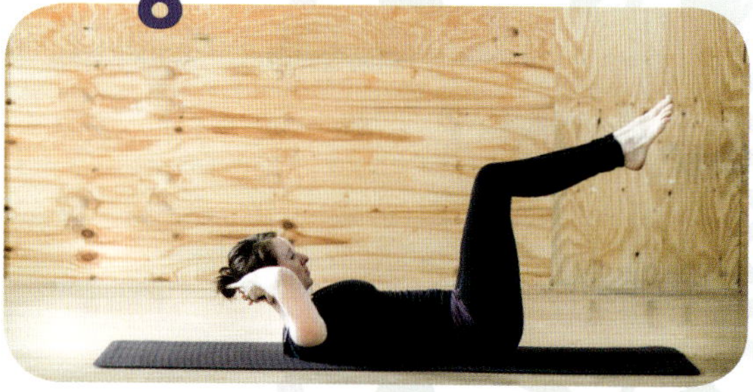

7

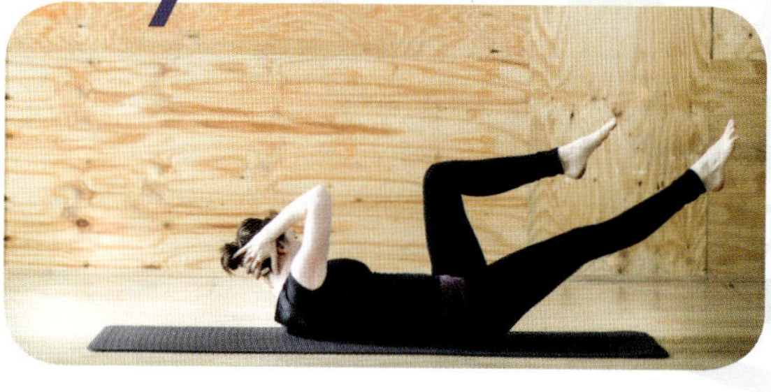

8
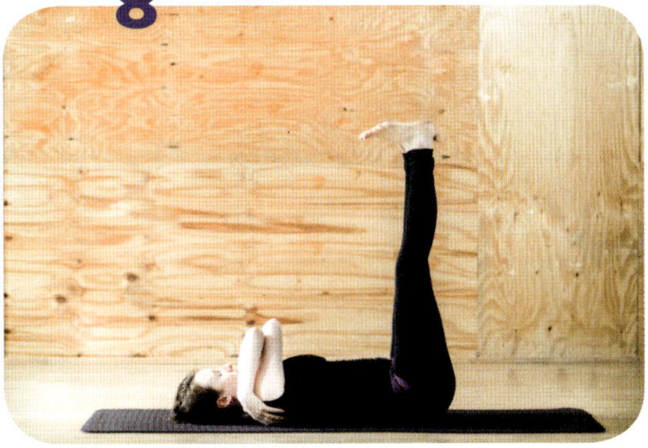

8 › Nun umarme dich selbst und strecke die Beine wieder zur Decke.
› Lass dir etwas Zeit zum Nachspüren.

9
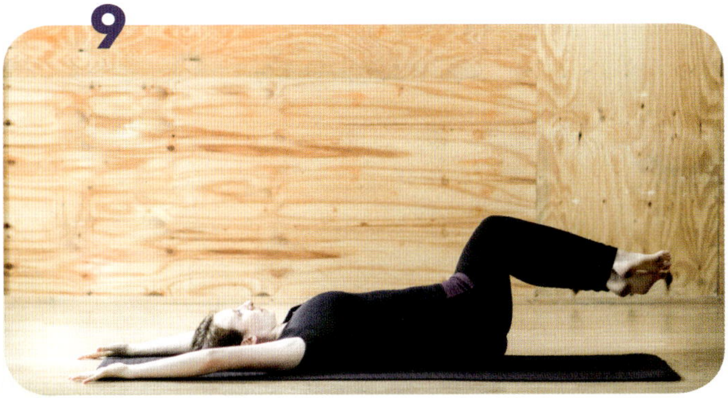

10
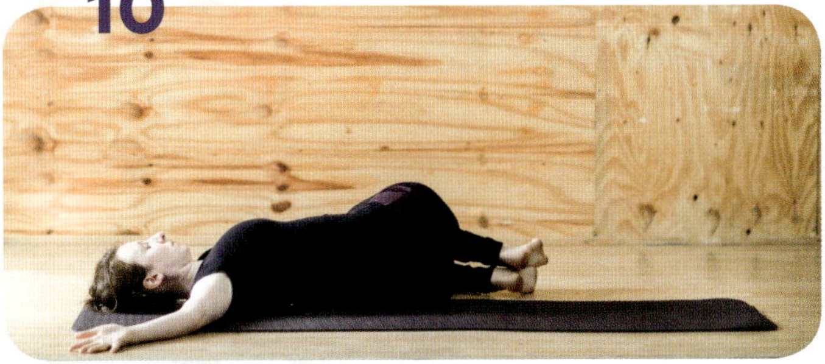

9–10 › Öffne jetzt die Arme auf Schulterhöhe wie Flügel nach außen.
› Atme noch einmal tief ein und mit der AA führe deine Beine aus der schrägen Bauchmuskulatur heraus zur Seite bis kurz vor den Boden.
› Mit der EA führe die Beine zur Mitte zurück.
› Wiederhole pro Seite drei- bis fünfmal.
› Wenn du alle Seiten gleichoft geübt hast, lege die Beine auf der Matte in das Krokodil ab und verweile für ein paar Atemzüge.
› Dein Kopf dreht im Krokodil dort hin, wo es deinem Nacken gut tut.

Arm-Flow

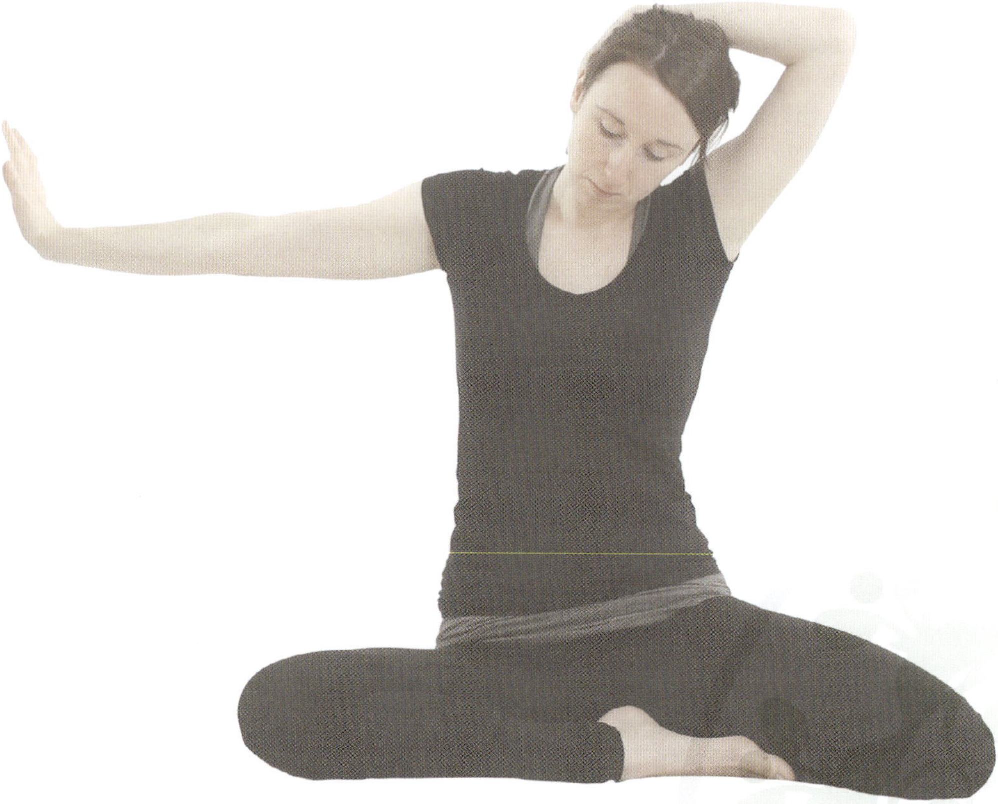

- Beuge ein Knie nach vorne und das andere nach hinten. Beide Sitzbeinknochen sind im Kontakt mit dem Boden. Wenn das nicht möglich ist, lege dir ein Kissen unter dein Gesäß.
- Richte die Wirbelsäule auf und halte die Länge als Basis.
- Mit jeder EA gewinne innerhalb des Flows an Länge und mit jeder AA an Weite.
- Lasse dich von deinem Atem durch die Bewegungen führen.

11

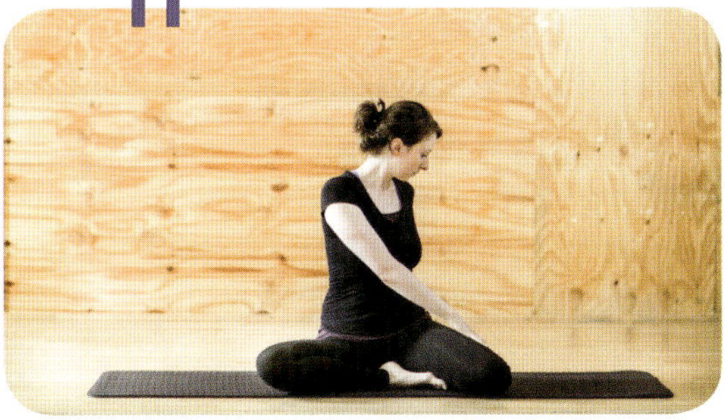

11 › Richte dich über die Seite auf und beuge ein Knie nach vorne und das andere nach hinten.
› Bringe die Hände vor dein Herz in das Namaste und führe sie von dort aus nach oben, dicht neben die Ohren.
› Mit dieser Länge drehe dich zu einer Seite und verweile für ein paar Atemzüge.

12

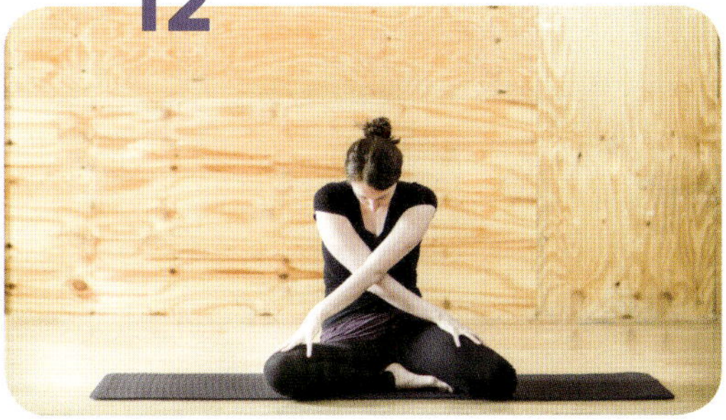

12 › Mit der nächsten EA kreuze den einen Arm über den anderen und rolle dich AA in der Brustwirbelsäule ein.

13

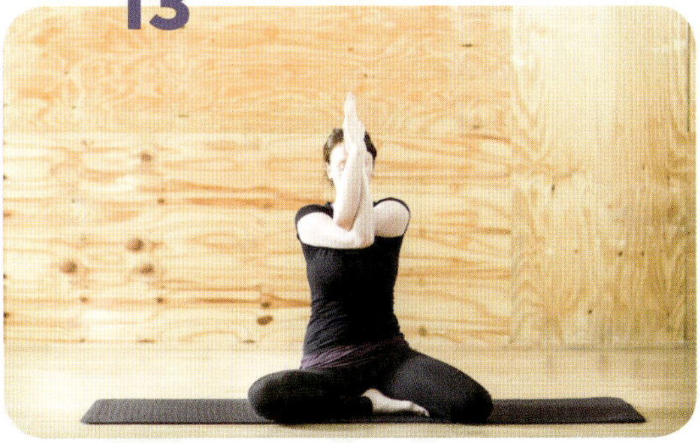

13 › Dann führe EA die Arme nach oben und kreuze sie in die Adlerarme.

14

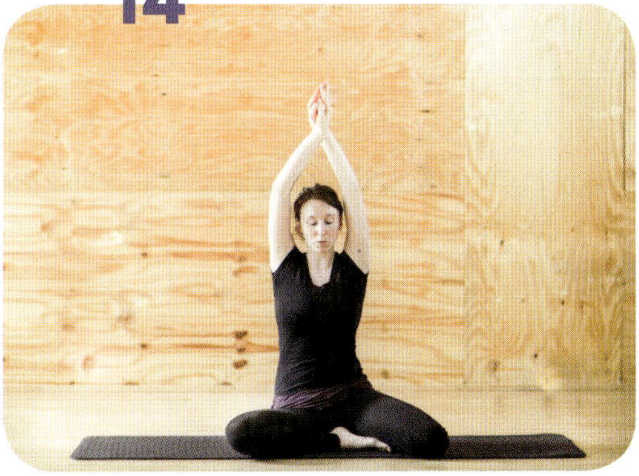

14 › Halte für ein paar Atemzüge und dann strecke EA die Arme nach oben.

15

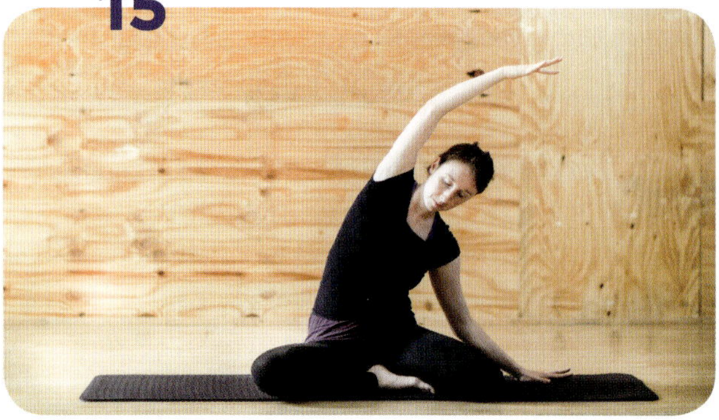

15 › Nun beuge dich mit der EA zu einer Seite.
› Halte die Finger der oberen Hand aufgefächert und beide Sitzbeinknochen fest verwurzelt. Atme hier noch einmal tief ein.

16

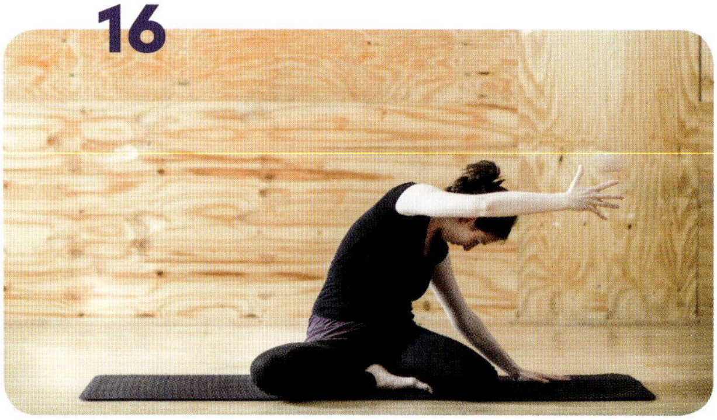

16 › Dann beginne dich mit der AA vom Brustbein aus einzurollen. Richte dabei deine Nasenspitze zum Boden.

17

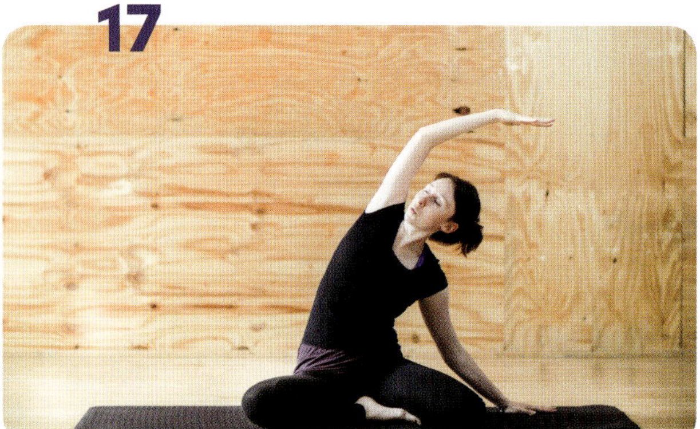

17 › Mit dem kommenden EA-Impuls rolle dich vom Brustbein beginnend zur Decke hin auf und lasse die Achsel nach oben zeigen.
› Wiederhole diese Einrollbewegungen ein paar Mal. Der Atem führt dabei die Bewegung an.

18

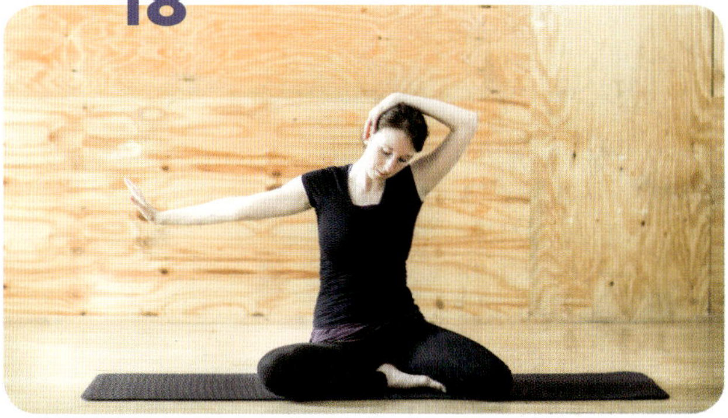

18 › Nachdem du die rhythmischen Bewegungen beendet hast, senke den Arm auf Schulterhöhe und neige deinen Kopf zur anderen Seite.
› Dann lege die Hand hinter deinem Ohr ab und spiele etwas mit der Dehnung, indem du den Arme etwas verschiebst oder die Nasenspitze hebst oder senkst.

19

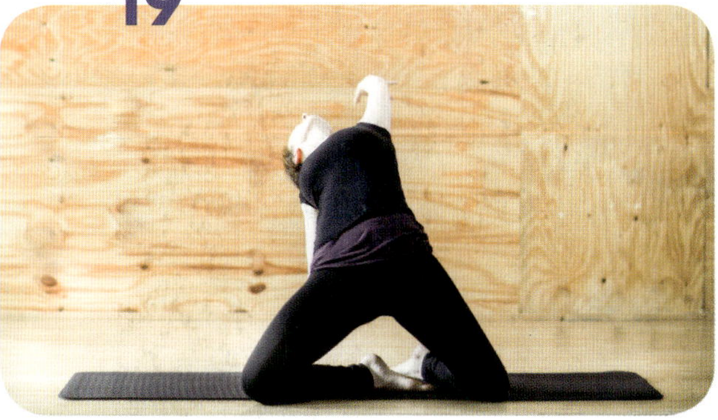

19 › Setze die Hand des Armes, der soeben gedehnt wurde, hinter deinem Gesäß ab und hebe dein Gesäß und öffne dein Herz dem Himmel entgegen.
› Wechsele die Seite.

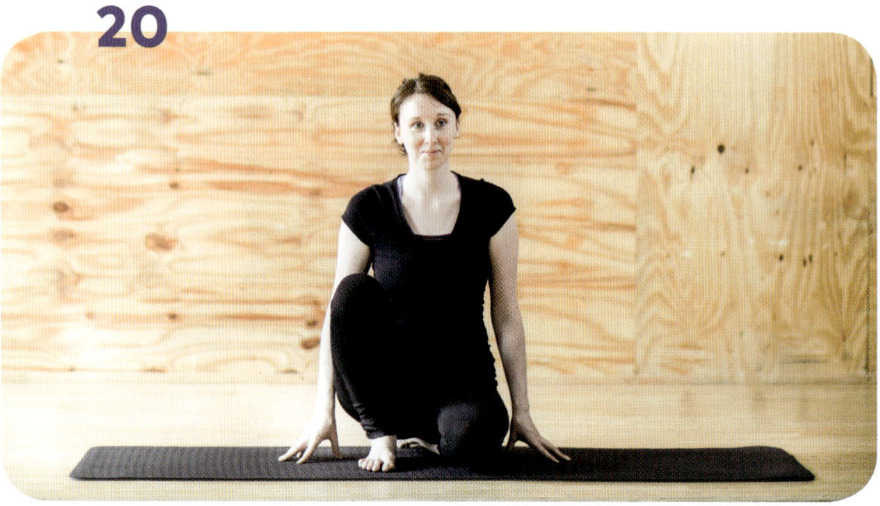

20 › Setze dich auf ein Bein.

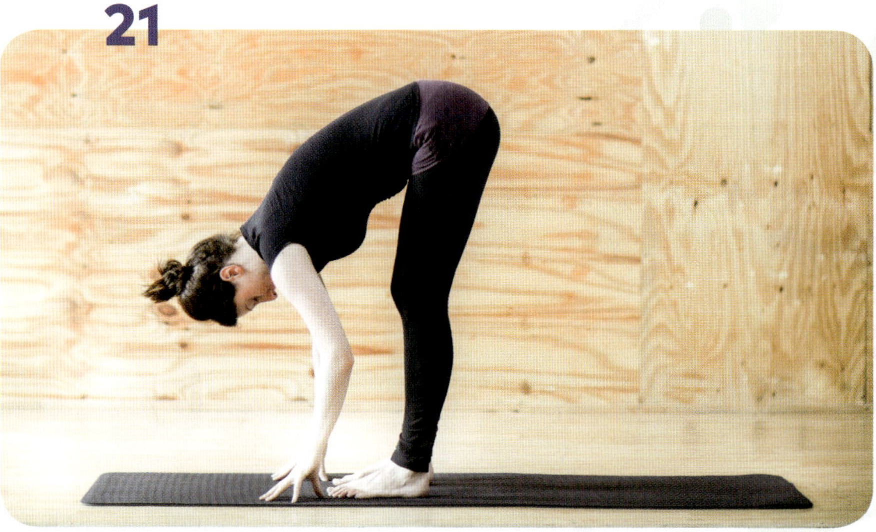

21 › Strecke die Beinrückseiten und lasse den Kopf hängen.
› Du kannst mit deinem Kopf einmal nicken und schütteln und so achtsam den Nacken entspannen.
› Bleibe für ein paar Atemzüge.
› Dann rolle Wirbel für Wirbel zum Stehen auf.

22

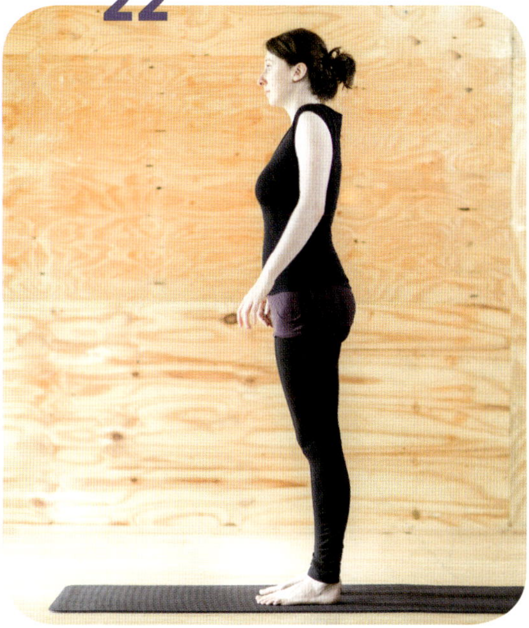

23

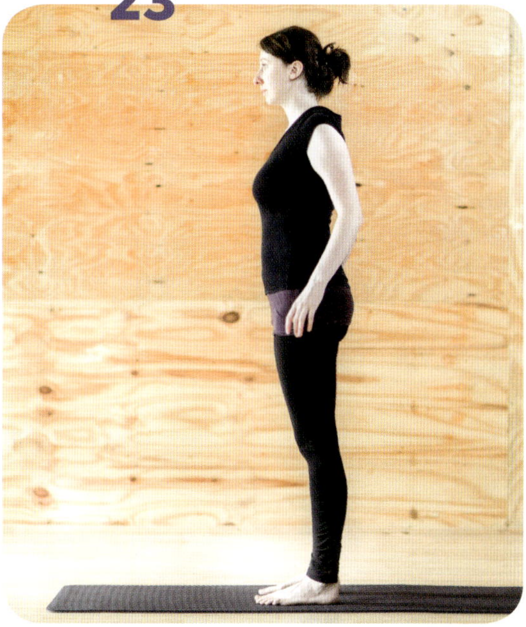

22–23

- Richte dich im Stand ein. Dafür sind die Füße an drei Punkten verwurzelt, der Großzehballen geht in eine leichte Innenspirale und das Fersenbein in die Außenspirale.
- Das Becken ist aufgerichtet und die Nasenspitze zeigt geradeaus.
- Wenn du dich gut ausgerichtet hast, beginne deine Schultern zu kreisen, über vorne oben nach hinten.
- Lasse den Atem die Bewegung anführen und synchronisiere Atmung und Bewegung.

Hara Flow

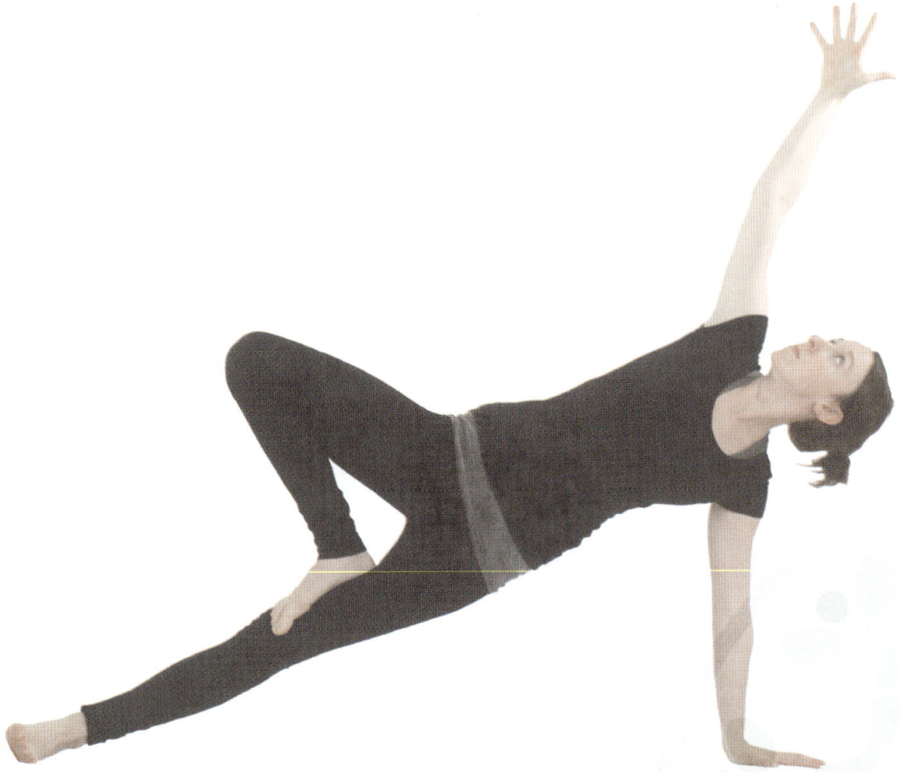

- Der Hara Flow bietet die fließende Basis für die Praxis, von der aus du die weiteren Übungen miteinbeziehst.
- Verbinde jede Bewegung mit der Atmung und tauche damit in ein rhythmisches Fließen ein.
- Beginne jede Bewegung von der Basis aus, von deinem Hara, deinem Körperzentrum, und lasse den Rest des Körpers folgen.
- Wiederhole den Flow ein paar Mal und verinnerliche die Bewegungen.

24

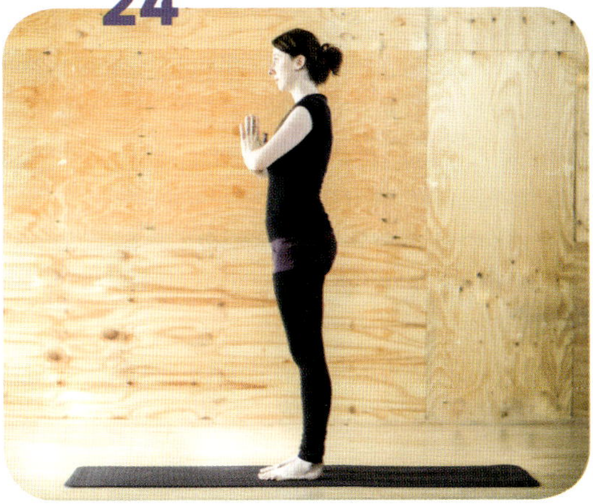

24 › EA und AA führe deine Hände vor dein Herz.

25

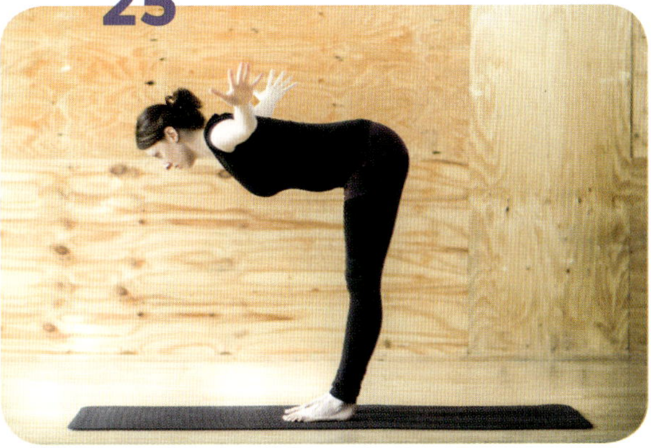

25 › Hebe EA die Arme nach oben und sinke AA in die Vorbeuge.

26

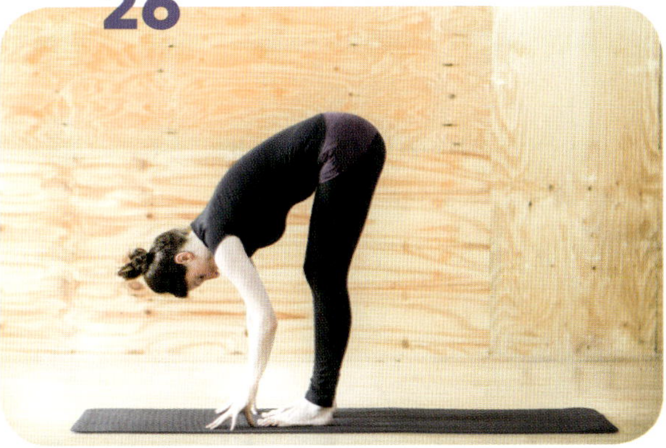

26 › Hebe EA dein Herz in die halbe Vorbeuge und sinke AA wieder tief in die Vorbeuge.

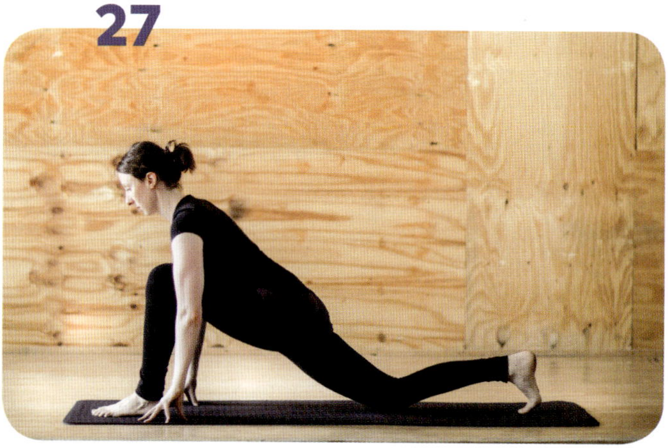

27 › Setze EA ein Bein nach hinten und lege dein Knie ab in den Sprinter.

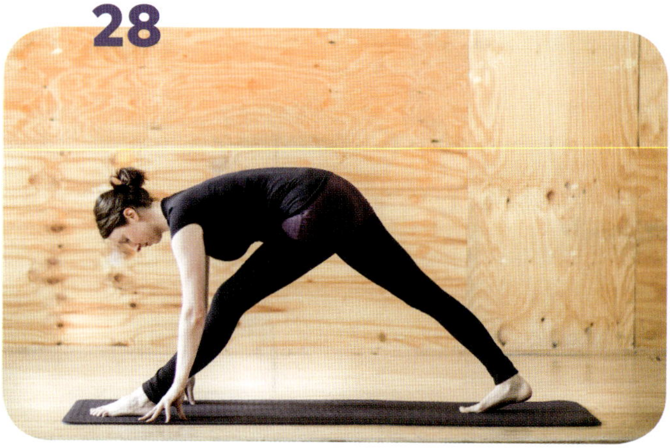

28 › Strecke AA dein vorderes Bein und löse das hintere Knie.

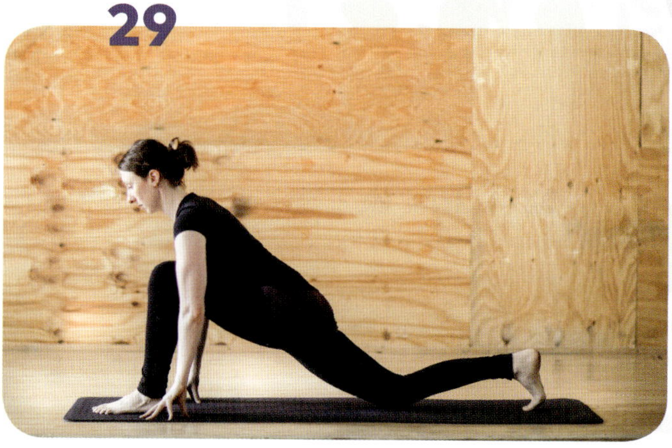

29 › Komme EA zurück in den Sprinter.

30

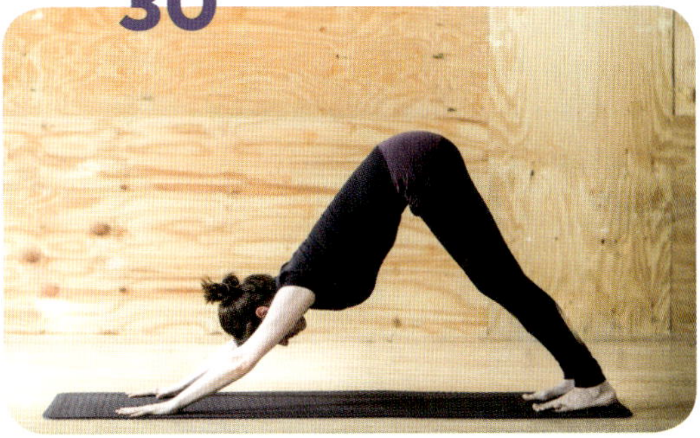

30 › Fließe AA in den Hund.
› Stelle dir vor, du ziehst die Matte mit Händen und Füßen auseinander.

31

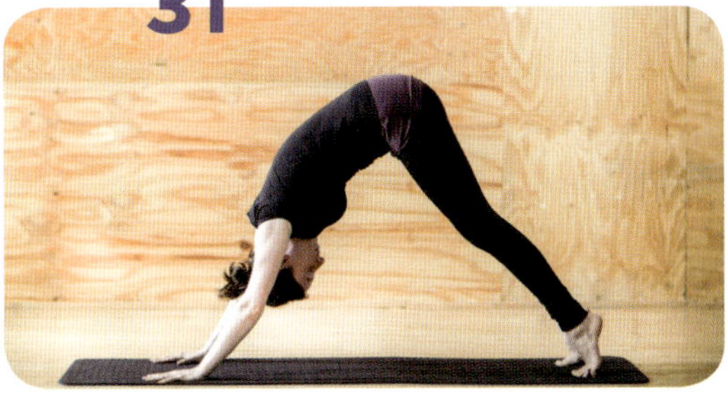

31 › Hebe EA die Fersen, rolle die Wirbelsäule ein und rolle Wirbel für Wirbel in einen Liegestütz.

32

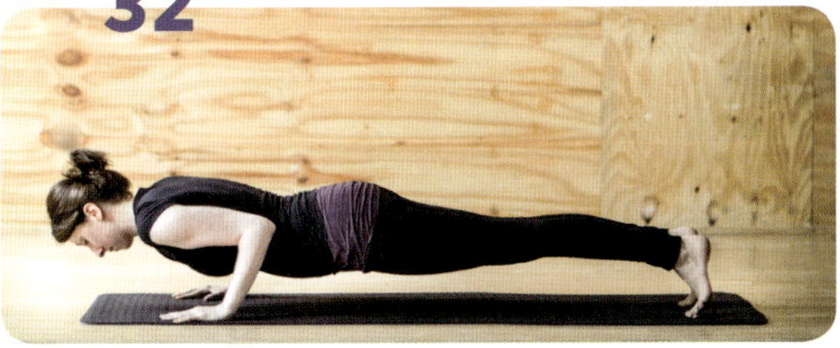

33

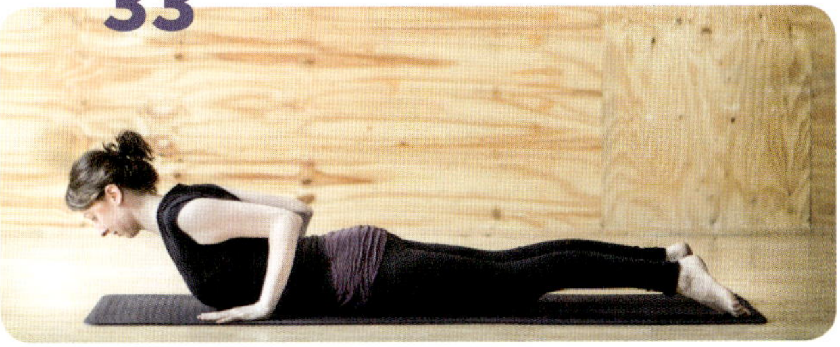

32–33 › Sinke AA mit viel Kraft gleichmäßig zu Boden.
› Schiebe dein Schambein und die Fußrücken in den Boden und hebe dein Herz EA mit viel Länge in die kleine Kobra.

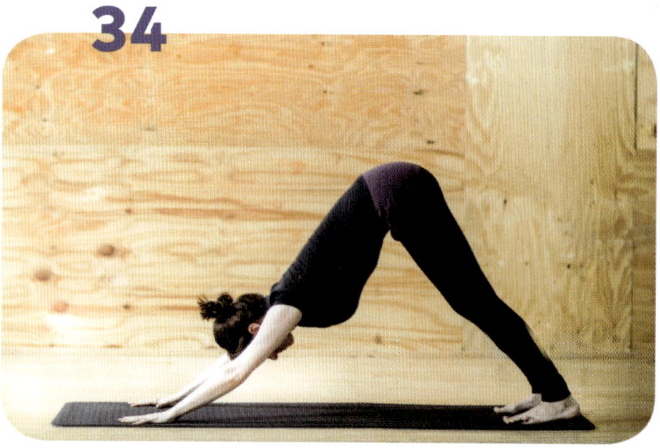

34 › Schiebe dich AA zurück in den Hund.

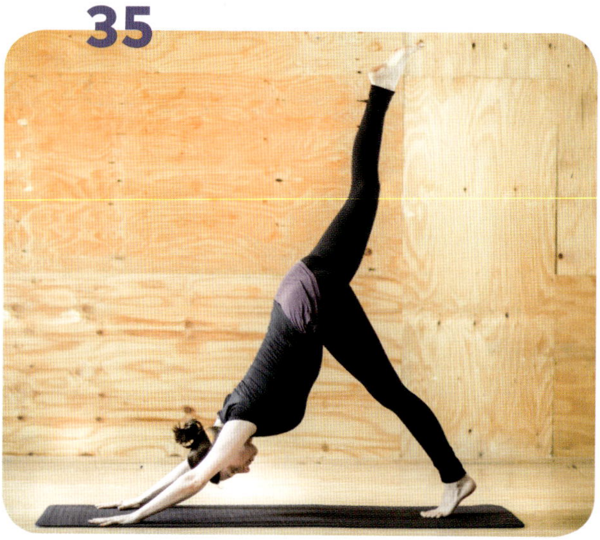

35 › Hebe EA ein Bein und die Ferse des Fußes, der die Matte berührt. Ziehe so die Kraft in die Mitte.

36 › Setze AA den Fuß wieder in den Sprinter und halte für die Einatmung.

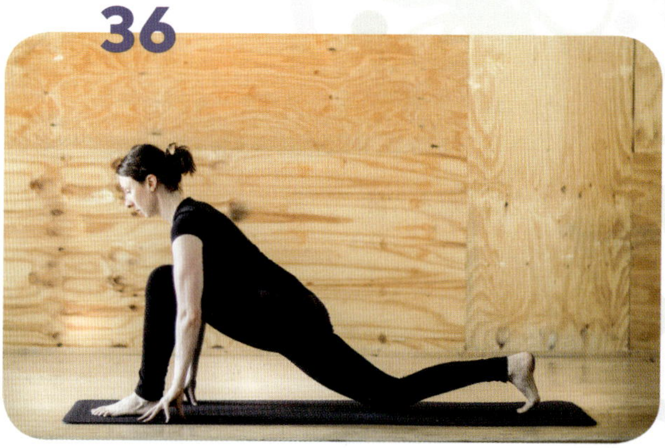

37 › Strecke AA wieder das vordere Bein und löse das hintere Knie.

37

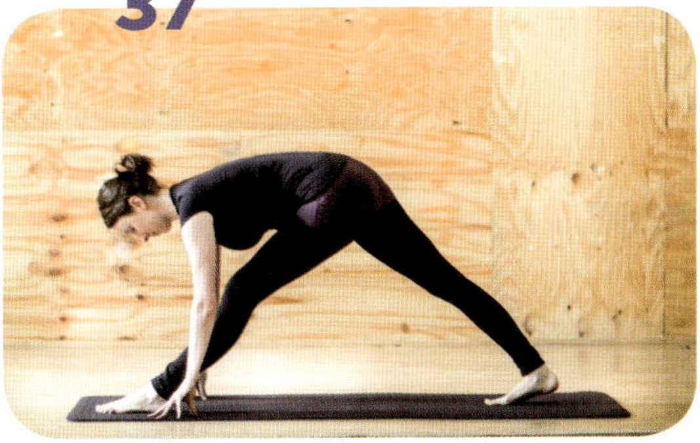

38 › Senke EA das Knie zurück in den Sprinter.

38

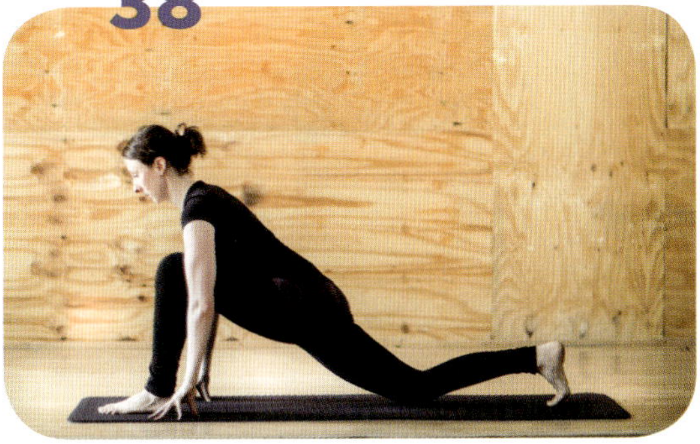

39

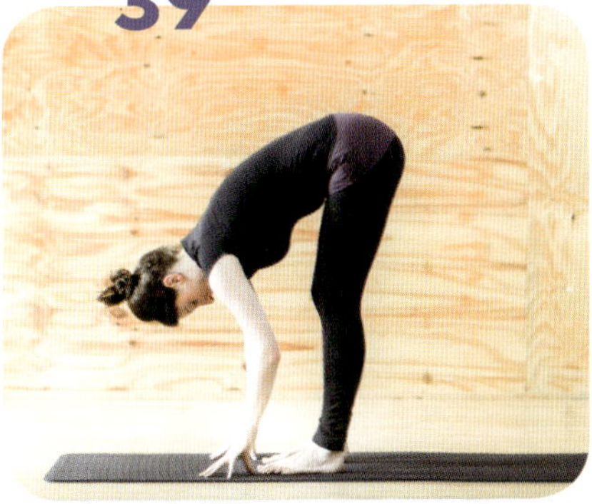

39 › Setze AA die Füße in die Vorbeuge.
› Hebe EA dein Herz in die halbe Vorbeuge
› Rolle AA mit gebeugten Knien Wirbel für Wirbel auf.

40

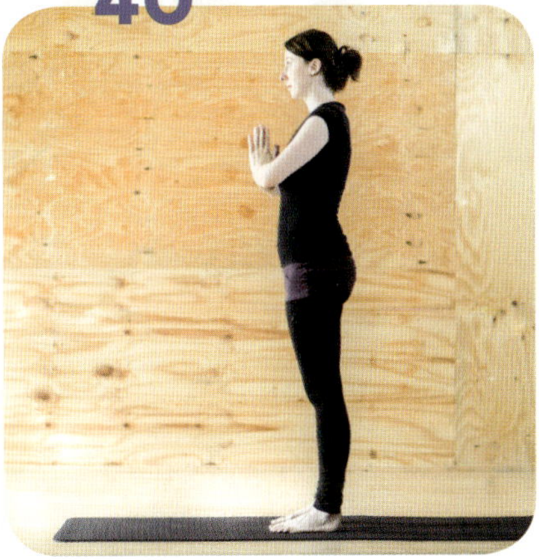

40 › Hebe EA die Arme hoch und bringe sie AA vor dein Herz.

Stehhaltungen

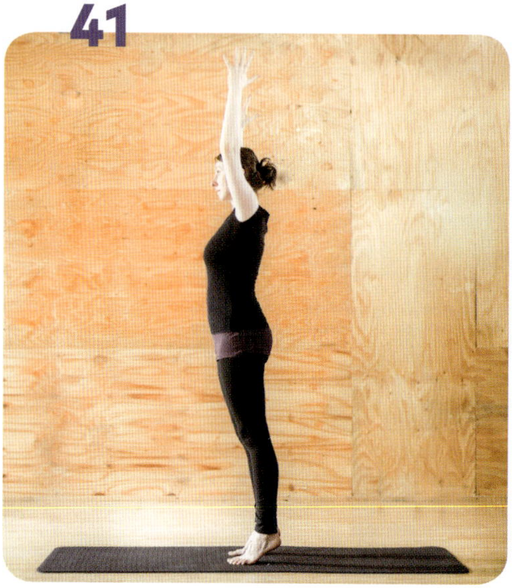

41 › Lasse dir nach dem Hara Flow etwas Zeit zum Nachspüren im Stand.
› Wenn sich der Atem beruhigt hat, dann hebe EA die Fersen und strecke die Arme dicht neben die Ohren.
› Aktiviere den Beckenboden und hebe ihn an wie ein Schwungtuch, das sich hebt.

42 › Senke AA die Fersen zurück und setze einen Fuß vor den anderen, sodass sich die Fußaußenkanten berühren.
› Dann atme tief ein und neige dich mit der AA zu der Seite des hinteren Beines.
› Komme EA zurück und lasse AA die Arme sinken.

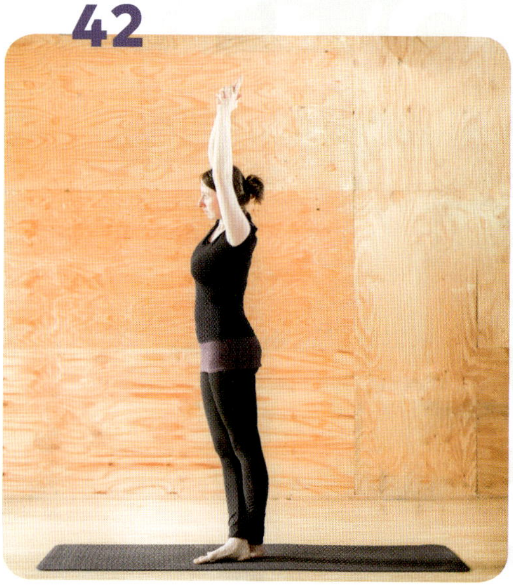

43

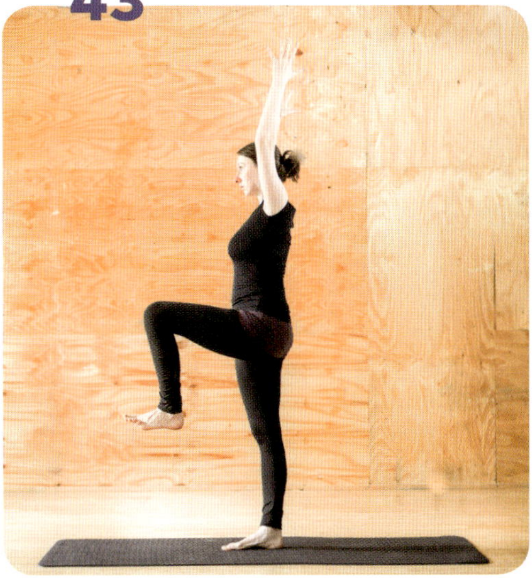

43
- Hebe mit der kommenden EA die Arme neben die Ohren und dein Knie in Richtung Brust. Flexe dabei den Fuß.
- Ziehe so die Energie in die Körpermitte.

44

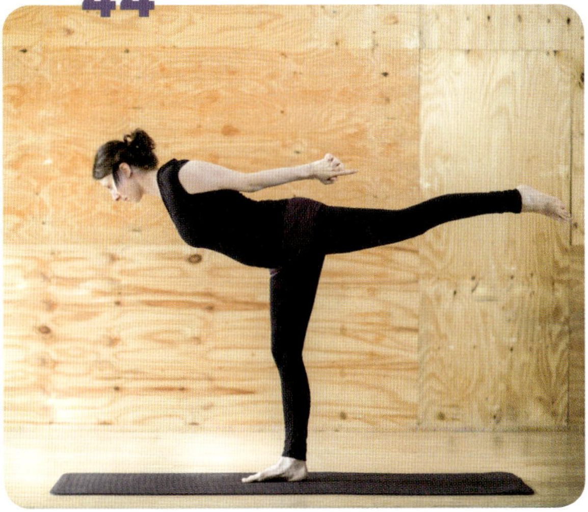

44
- Mit der nächsten AA führe das Bein, welches du zuvor gebeugt hattest, nach hinten und senke deinen Oberkörper nach vorne.
- Falte deine Hände hinter deinem Gesäß und halte so deinen Brustkorb geöffnet.
- Achte darauf, dass das Bein und der Oberkörper auf einer Linie sind.

Held*in I

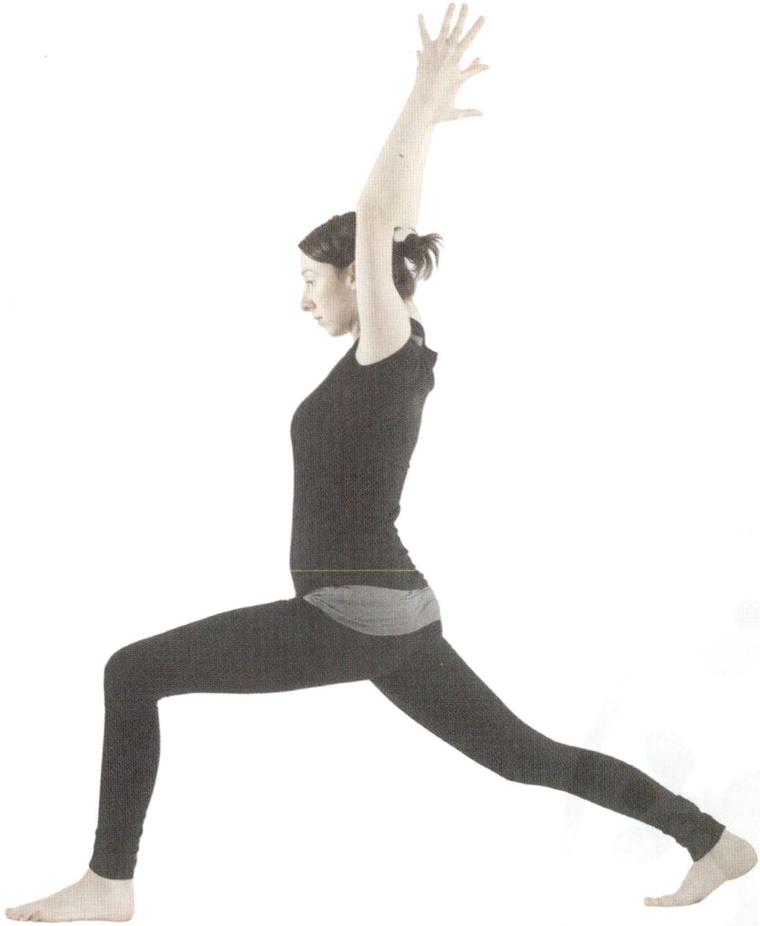

- Achte in den Held*innenhaltungen darauf, dass die Mitte stabil ist, um u.a. den unteren Rücken zu schützen. Ziehe dafür den unteren Bauch nach innen und rolle gleichzeitig dein Schambein zum Bauchnabel. Das öffnet zudem den Hüftbeuger.
- Dein vorderes Knie ist über die Ferse gebeugt, sodass der zweite Zeh noch sichtbar ist.
- Das hintere Bein ist gestreckt.

45

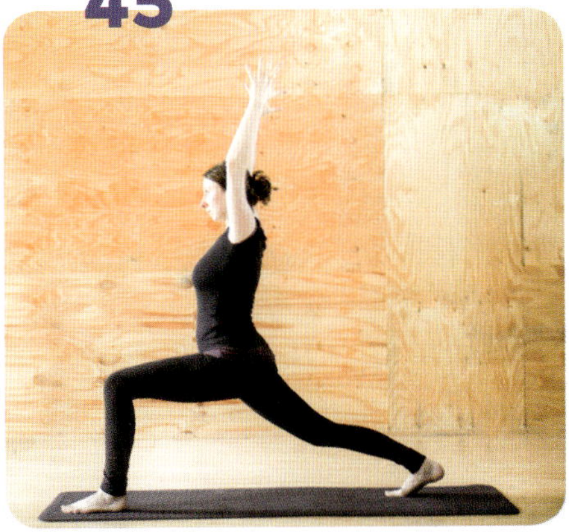

46

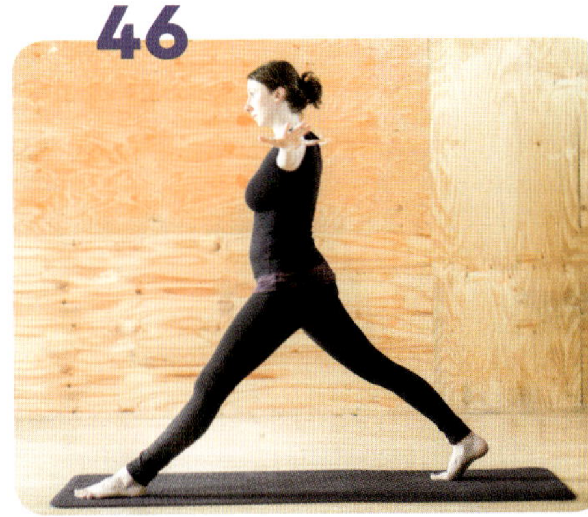

47

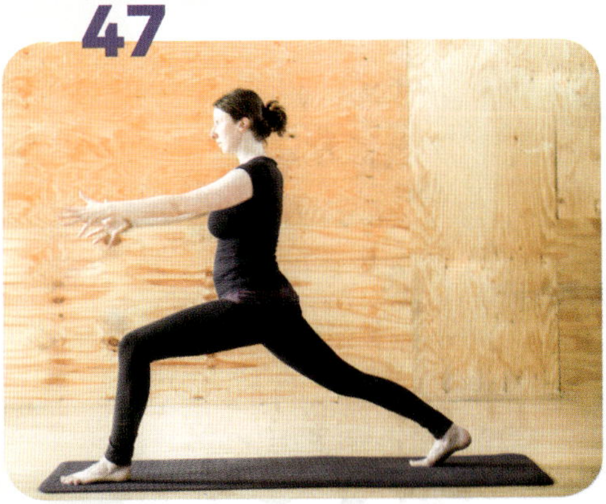

45–47

- Dann setze das Bein kontrolliert weit nach hinten und beuge dabei dein Standbein. Hebe die Arme neben die Ohren.
- Komme in einen Flow, indem du AA beide Beine streckst und die Arme auf Schulterhöhe sinken lässt.
- Hebe EA die Arme über vorne wieder nach oben, beuge dein vorderes Knie und sinke mit dem Becken tief, sodass sich die Leiste öffnen kann.

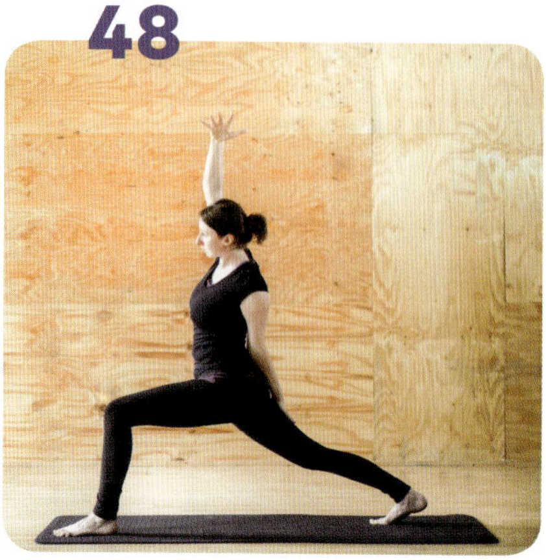

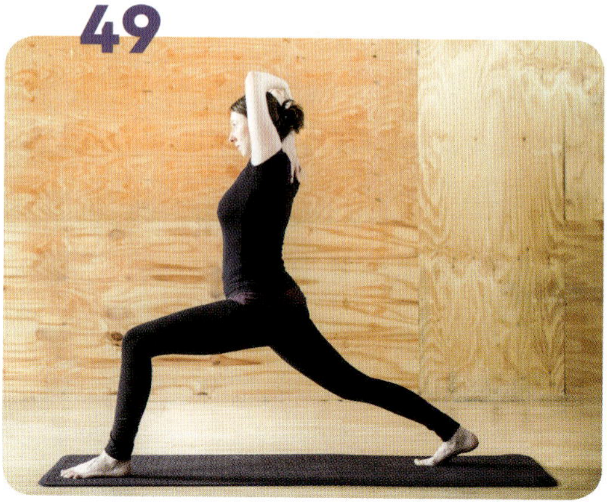

48–49
- Hebe EA den Arm auf der Seite des Beines, das hinten steht, und neige dich zur Seite.
- Komme AA zur Mitte zurück, führe die Hand des gehobenen Armes zwischen die Schulterblätter und greife mit der anderen Hand den Ellenbogen.
- Halte für eine paar Atemzüge.

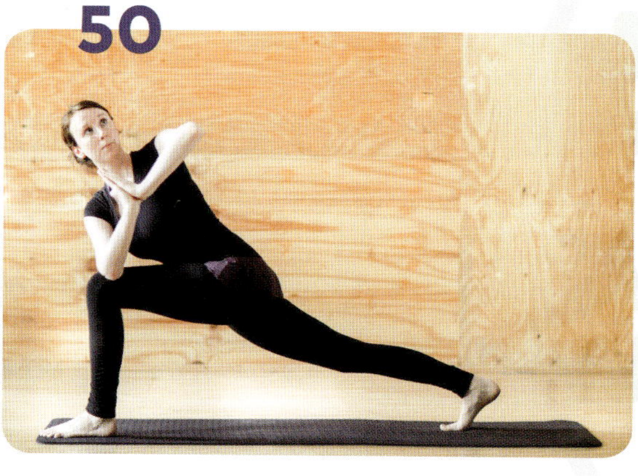

50
- Dann atme noch einmal tief ein und drehe dich mit der AA über das vordere gebeugte Bein und gib deine Hände vor dein Herz in das Anjali-Mudra.
- Schiebe deinen Scheitel zum Himmel und verlängere so die Wirbelsäule.
- Halte für ein paar Atemzüge.

Boot

51

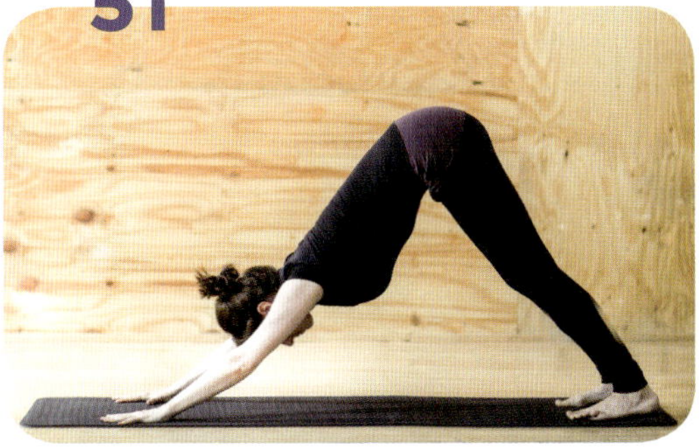

52

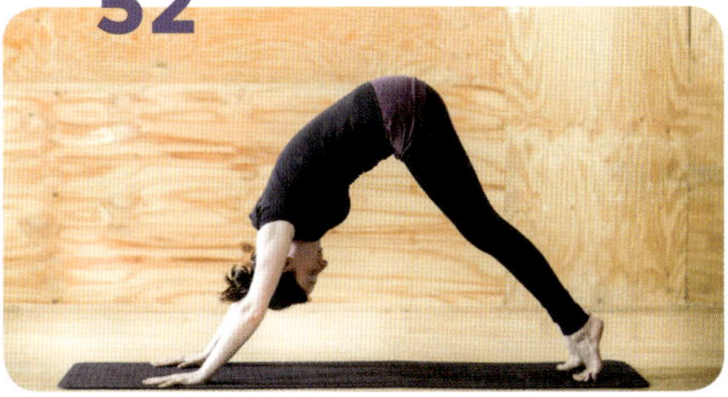

51–53 › Löse dann AA in den Hund auf und fließe über den runden Rücken Wirbel für Wirbel in den tiefen Stütz und lege dich zu Boden.

53

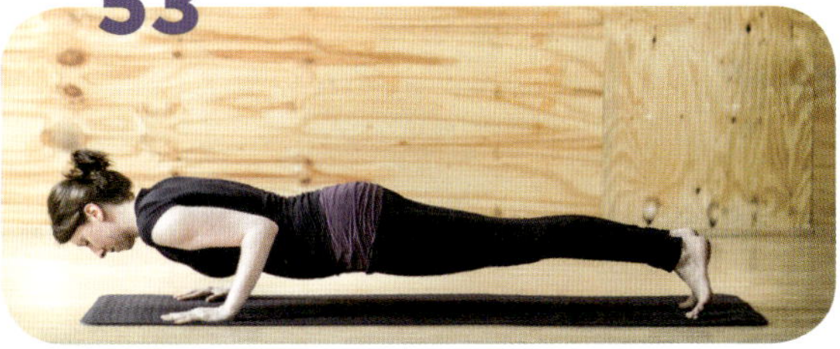

54

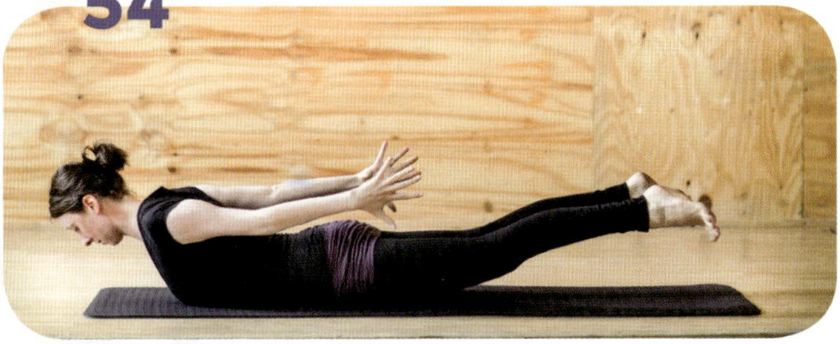

54
- › Schiebe dein Schambein in den Boden und ziehe auch in dieser Asana deinen unteren Bauch etwas nach innen.
- › Dann hebe mit der EA dein Herz und die Beine von der Matte.
- › Schiebe dich auseinander: dein Brustbein nach vorne und die Beine von dir weg.
- › Halte für ein paar Atemzüge und lege dich dann wieder ab.

55

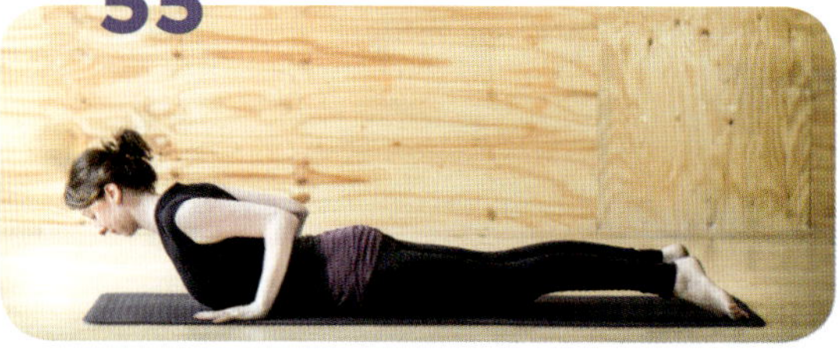

56

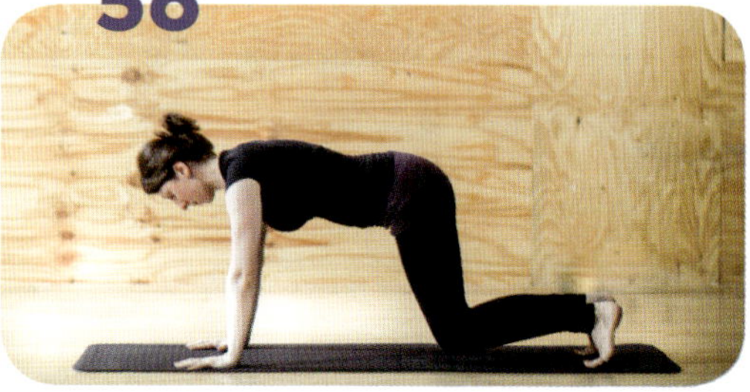

57

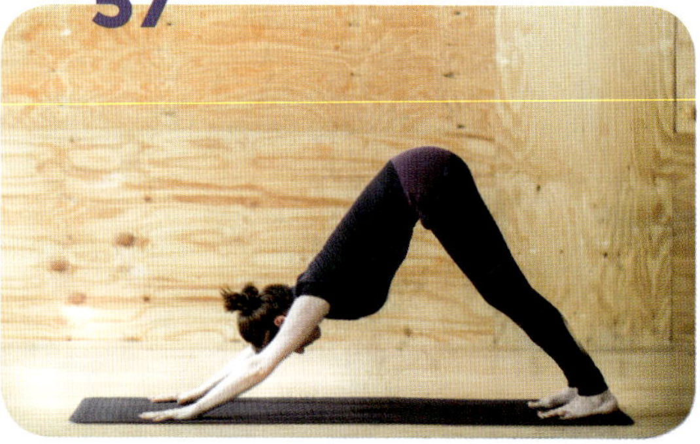

58

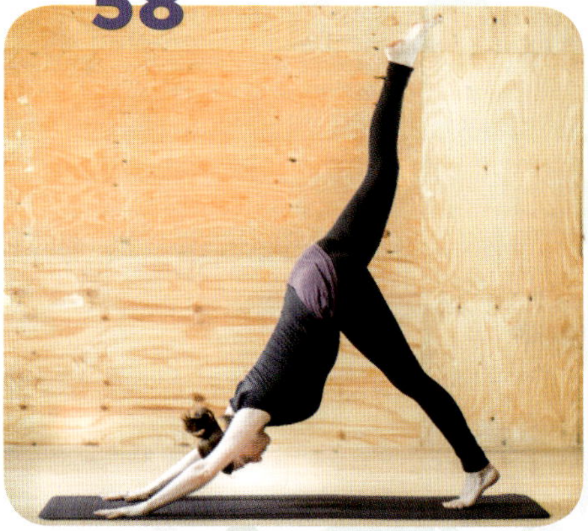

59

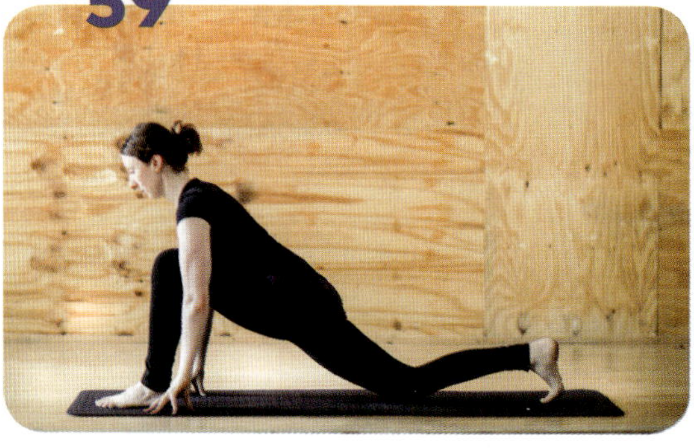

55-63
- Über den Hara Flow komme zurück in den Stand und wechsele die Seite.
- Hebe EA Arme und Fersen wieder in die Palme (siehe S. 66, Übung 41).

60

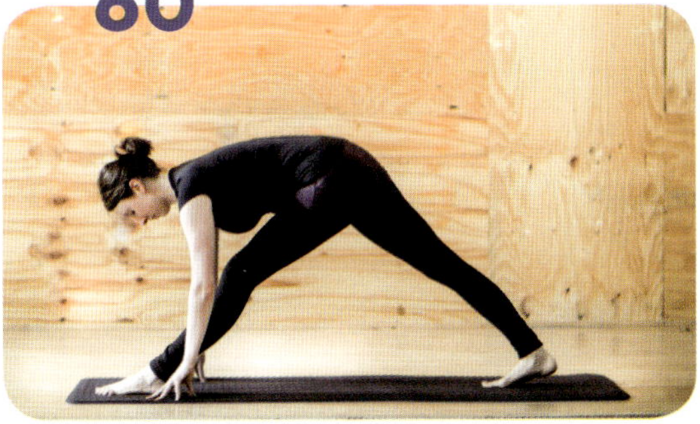

61

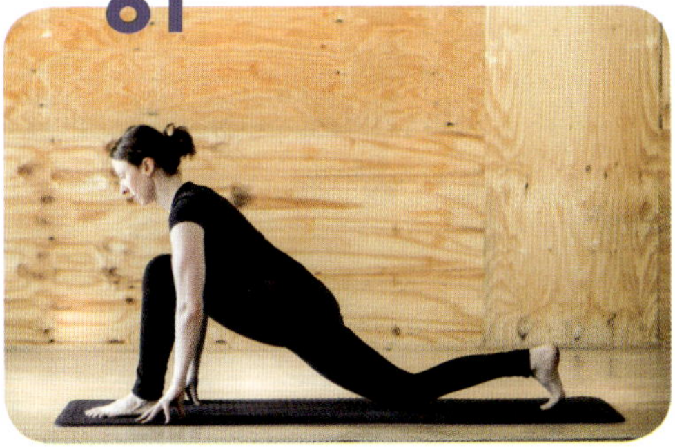

62

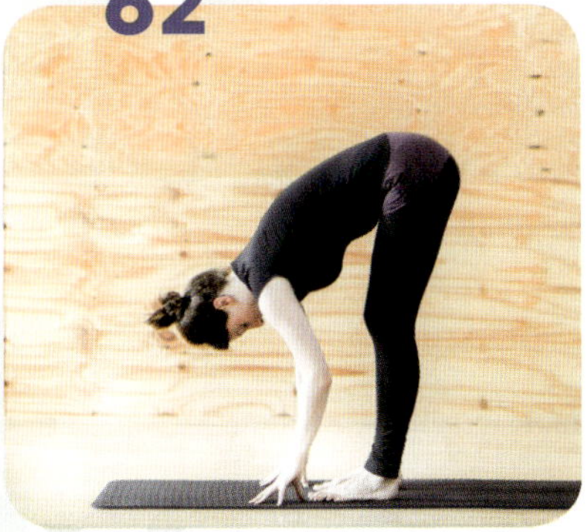

63

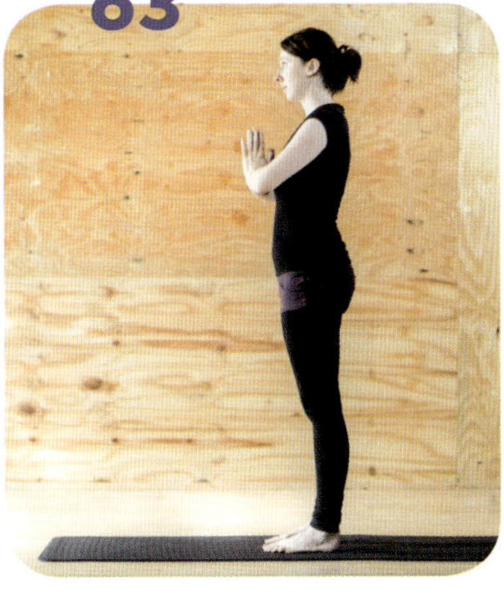

Baum-Flow

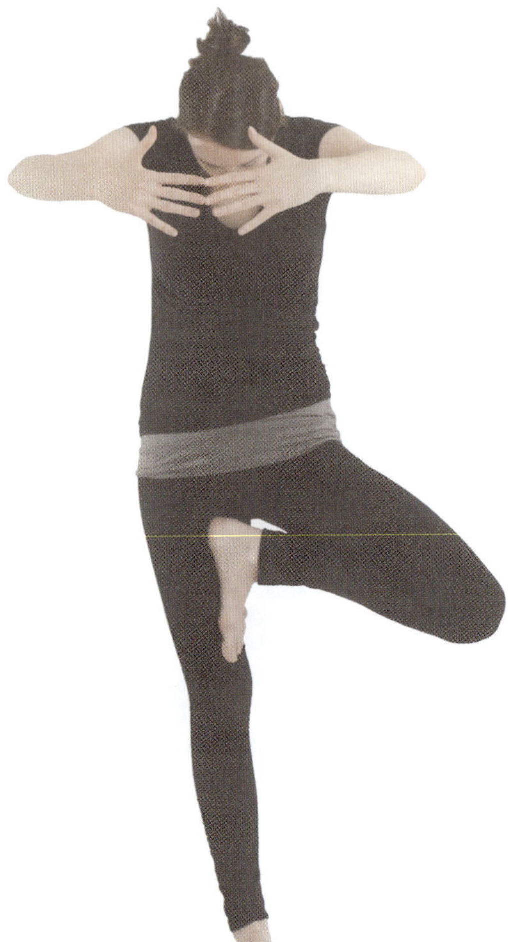

- Achte in den Stehhaltungen auf eine stabile Basis.
- Das Standbein ist gestreckt und der Fuß an drei Punkten verwurzelt, das Fußgewölbe gehoben.
- Baue die Asana von unten nach oben auf.

64

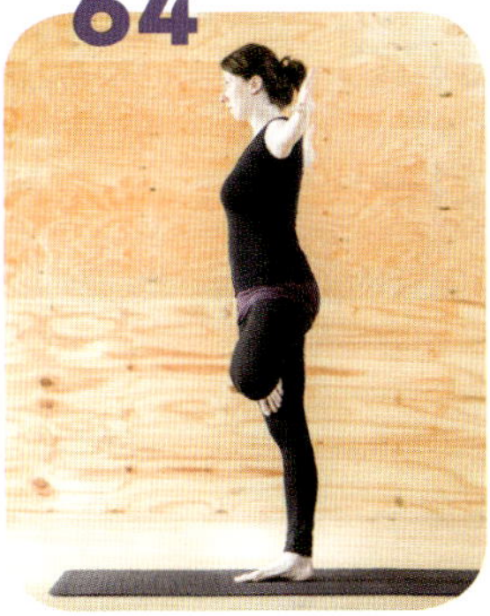

64 › Finde einen stabilen Stand und setze einen Fuß entweder über den Knöchel, an die Wade oder an die Oberschenkelinnenseite für den Baum.
› Öffne dann mit einer EA die Arme auf Schulterhöhe.
› Die Nasenspitze zeigt geradeaus.

65

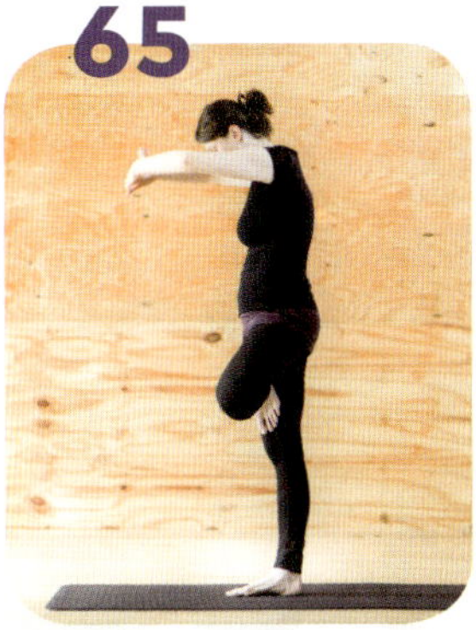

65 › Mit der nächsten AA runde dich in der Brustwirbelsäule und stelle dir vor, du umarmst einen großen Baum. Dabei berühren sich die Fingerspitzen.

66

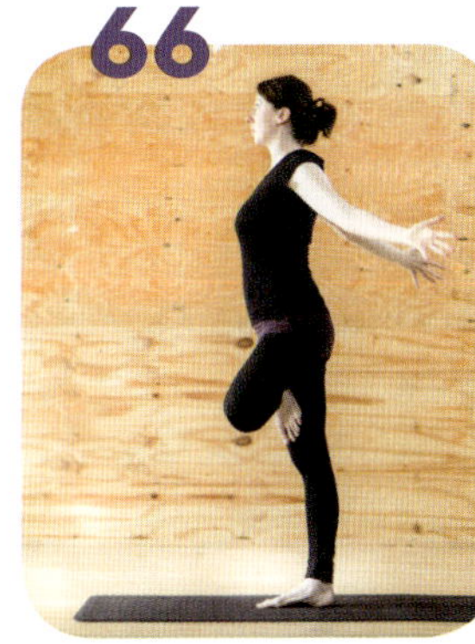

66 › Hebe EA dein Herz an und fließe in eine leichte Rückbeuge.
› Dabei drehen die Daumen nach innen und die leinen Finger nach außen.
› Die Nasenspitze zeigt himmelwärts.
› Wiederhole diesen Flow mehrere Male.

67

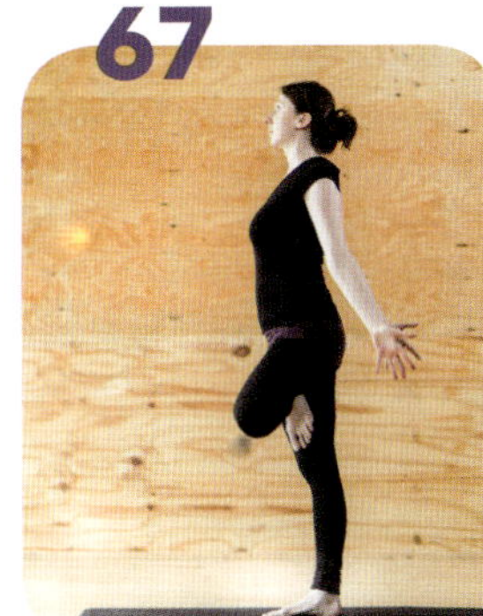

67 › Verweile in der Herzöffnung, aber lasse deine Arme etwas tiefer sinken.
› Halte für ein paar Atemzüge und wechsele anschließend die Seite.

Gedrehte Winkelhaltung und gekrätschte Vorwärtsbeuge

68

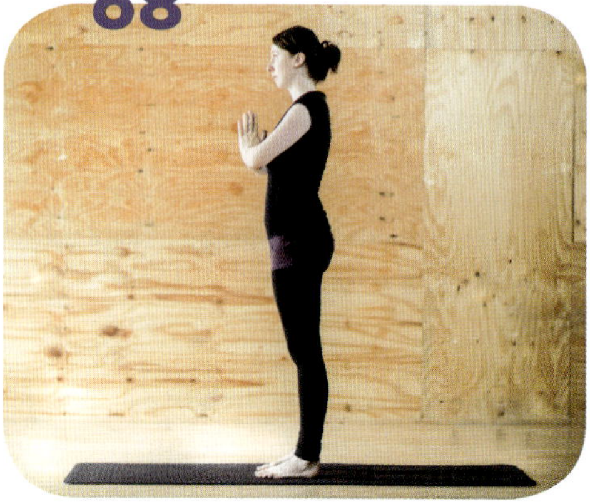

69

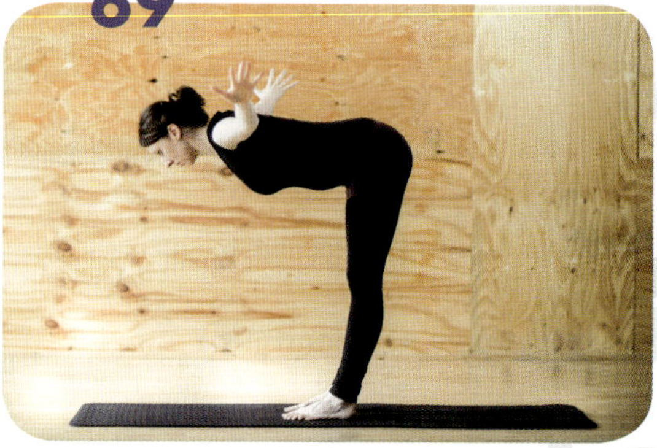

70

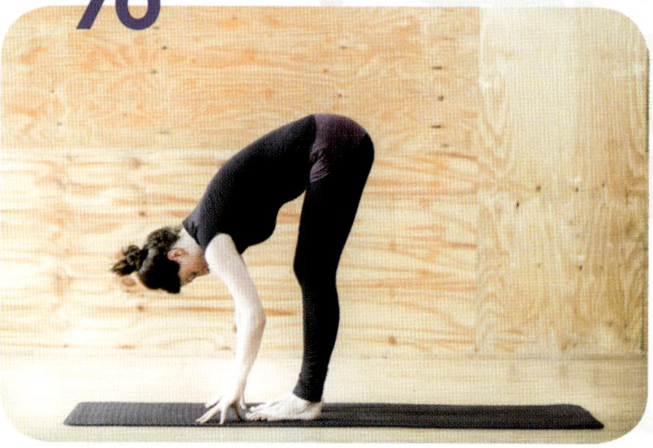

71

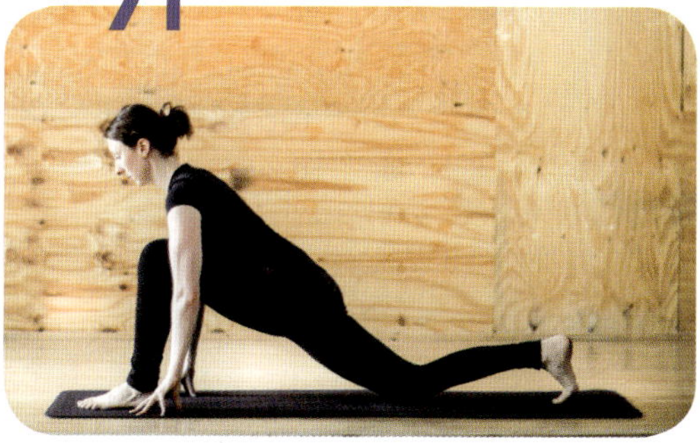

72

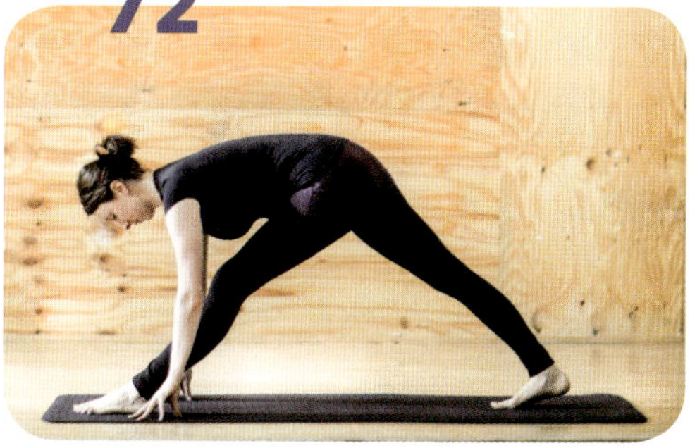

68–72

- Nach dem Baum-Flow komme über den halben Hara Flow …

73

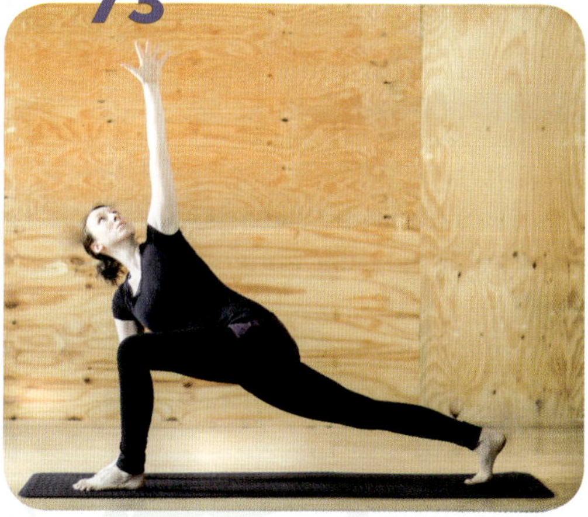

73a

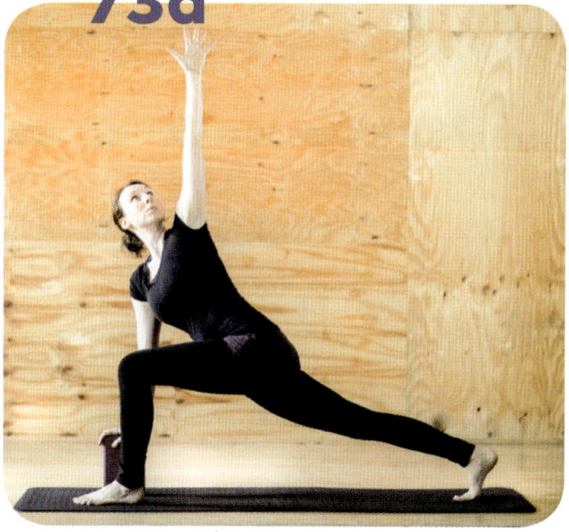

73/73a

- … mit einem Fuß nach vorne und beuge dein Knie über die Ferse.
- Wenn der linke Fuß vorne steht, dann setze die rechte Hand neben dem Fuß ab und hebe den linken Arm auf 12 Uhr.
- Die Finger sind aufgefächert und dein linkes Knie schiebt nach vorne und die rechte Ferse von dir weg.
- Halte für ein paar Atemzüge.

74

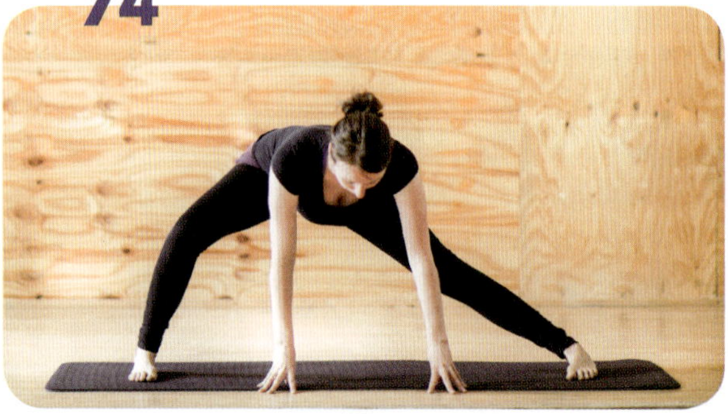

74 › Wandere in eine Grätsche und beginne im Wechsel ein Knie zu beugen und das andere zu strecken.
› Verbinde die Bewegung mit der Atmung: AA beugst du ein Knie, EA kommst du zur Mitte zurück.

75

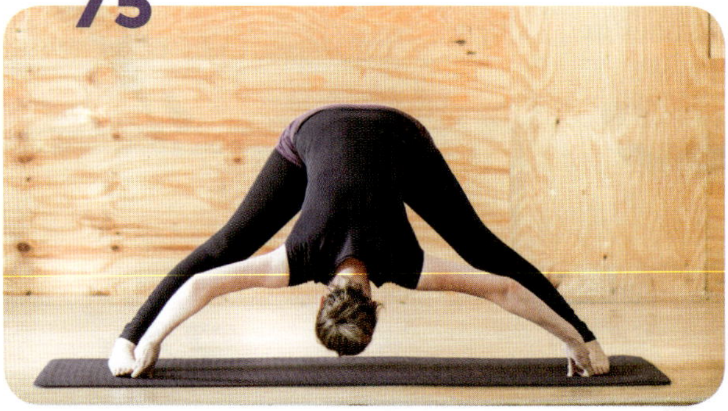

75 › Dann setze die Finger unter die Schultern und hebe deinen Oberkörper an. Mit dieser Länge in der Wirbelsäule sinke tief in die gegrätschte Vorbeuge hinein.
› Richte dich bequem ein und halte für ein paar Atemzüge.
› Achte darauf, dass die Beine gestreckt sind und die Fußaußenkanten fest verwurzelt sind.

76

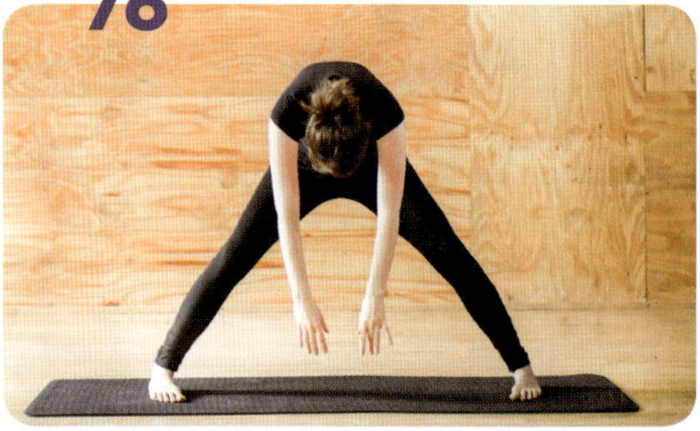

76 › Nach ein paar Atemzügen in der gekrätschten Vorbeuge beuge die Knie und rolle Wirbel für Wirbel in den Stand auf.

Becken kreisen

77

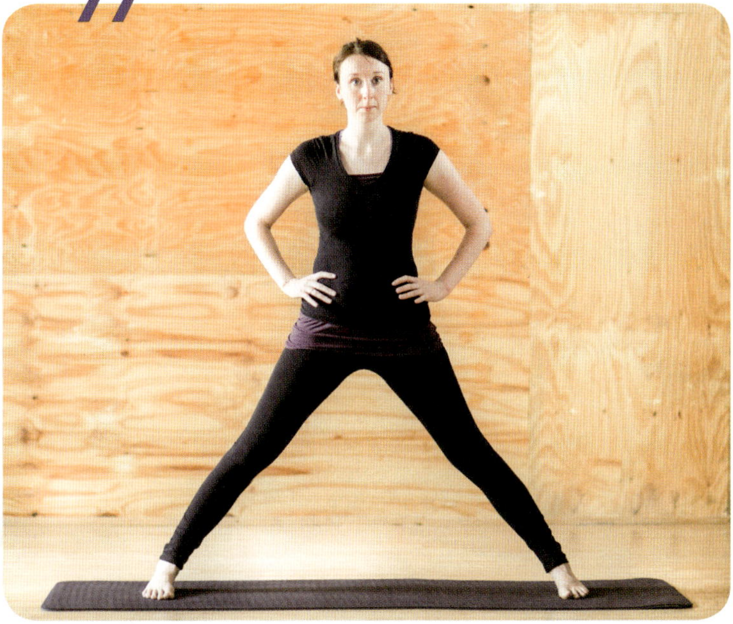

77

- Jetzt lege die Hände auf deiner Hüfte ab und beginne, dein Becken in eine Richtung zu kreisen.
- Die Beine bleiben dabei gestreckt, die Nasenspitze zeigt geradeaus und die Fußaußenkanten schieben weiter in den Boden hinein.
- Nach ein paar Kreisen in die eine Richtung wechsele die Drehrichtung.

Held*in II und Dreieck

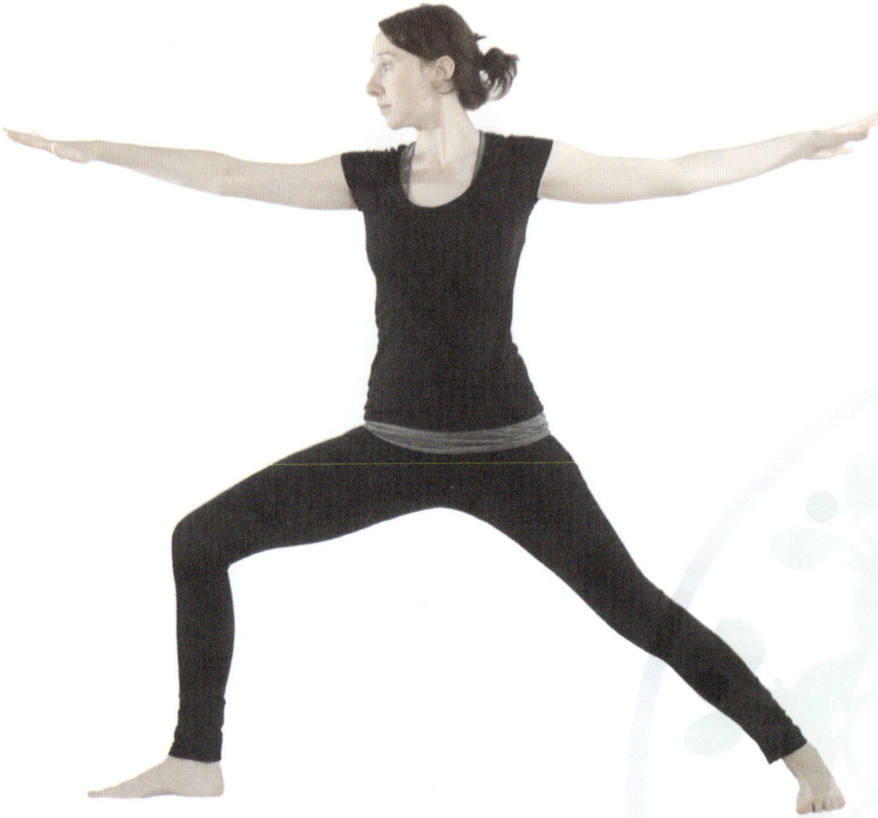

- **Schaffe in den Held*innenhaltungen ein festes Fundament. Dabei schiebe die Füße aktiv in den Boden.**
- **Rolle dein Schambein etwas zum Nabel, um den unteren Rücken zu entlasten, und aktiviere sanft die Hara-Muskeln.**
- **Vom Herzen her öffne die Arme und strecke sie bis in die Fingerspitzen.**

78

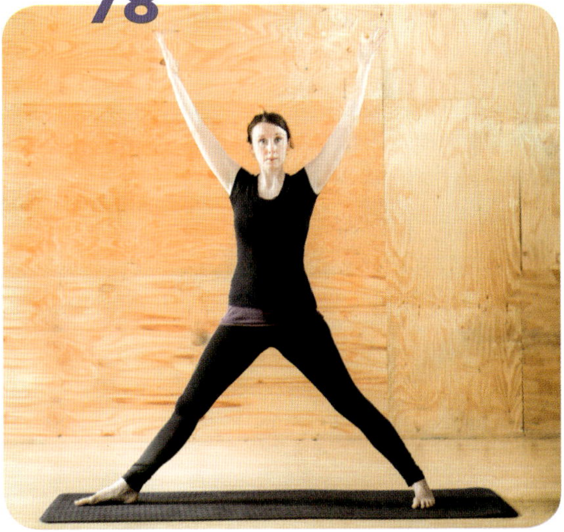

78 › Drehe deinen vorderen Fuß auf und den hinteren etwas ein.
› Nun hebe EA die Arme über die Seite nach oben.

79

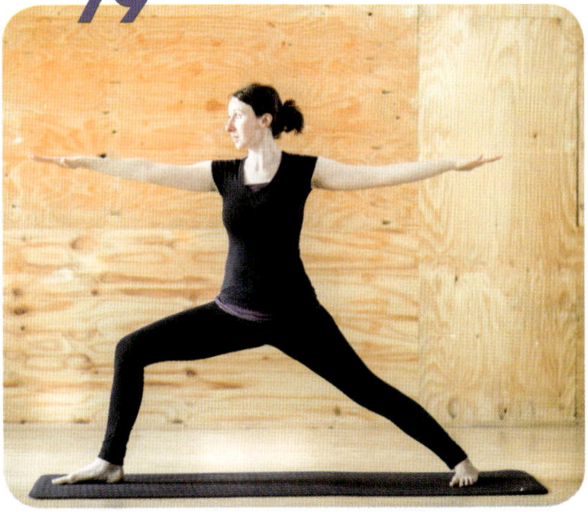

79 › Beuge mit der nächsten AA dein vorderes Knie und senke die Arme auf Schulterhöhe.
› Wiederhole die beiden Asanas im Flow.
› Hebe EA die Arme und bringe sie AA auf Schulterhöhe, beuge zugleich das vordere Knie.
› Nach ein paar Wiederholungen halte die Asana und spüre den inneren Fluss deiner Atmung.

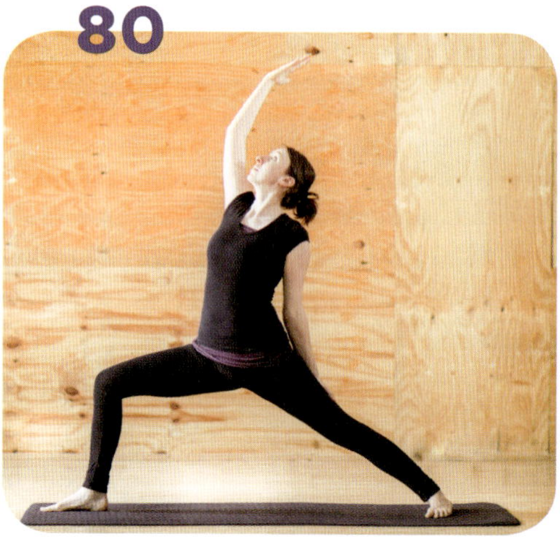

80 › Von dem*der Held*in II hebe, wenn dein rechtes Bein vorne steht, den rechten Arm an und senke die linke Hand auf die Oberschenkelrückseite.
› Verweile für ein paar Atemzüge.

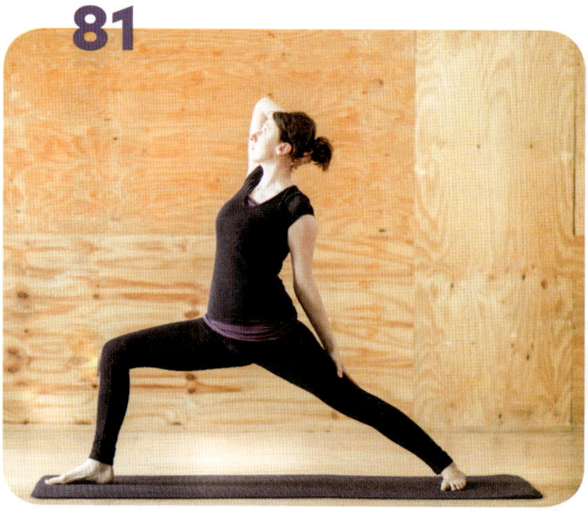

81 › Dann lege deine rechte Hand an den Hinterkopf und schiebe gedanklich deinen Ellenbogen etwas nach oben und außen.
› Auch diese Herzöffnung halte für ein paar Atemzüge.
› Dann strecke den Arm wieder nach oben.

82

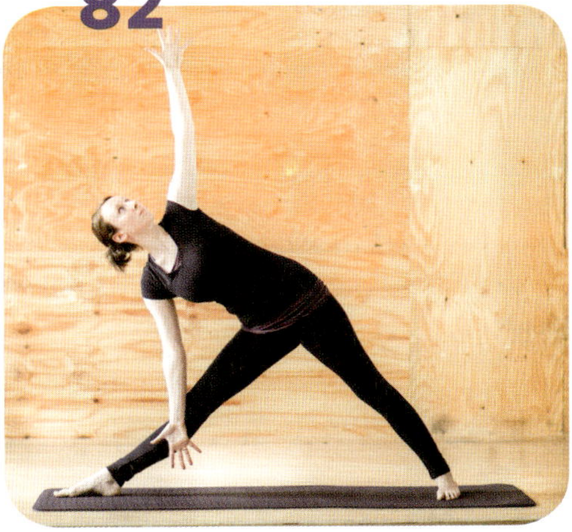

82
- Stelle dir vor, jemand zieht dich an der Hand weit nach vorne.
- Mit dieser Weite lasse die Hand tief sinken und hebe den anderen Arm auf 12 Uhr.
- Die Finger beider Hände sind aufgefächert und du hältst die Asana aus der Mitte heraus.
- Die Hara-Muskeln sind aktiv.
- Halte für ein paar Atemzüge.

83

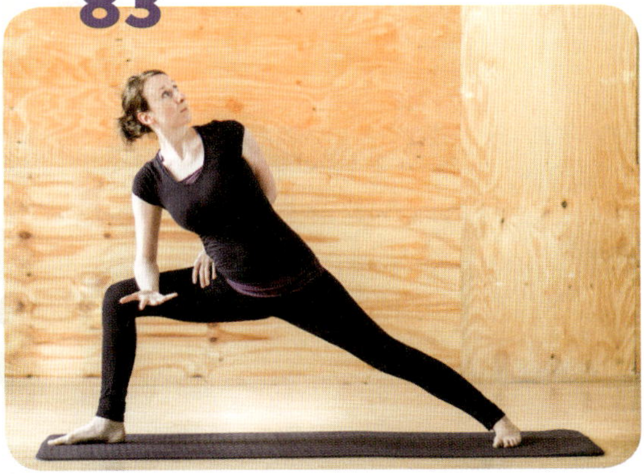

83
- Beuge dein vorderes Knie über die Ferse und lege den rechten Unterarm auf dem Oberschenkel ab.
- Dein linker Arm schwingt um die Wirbelsäule herum und du greifst mit der Hand den Oberschenkel.
- Halte für ein paar Atemzüge.

Bogen

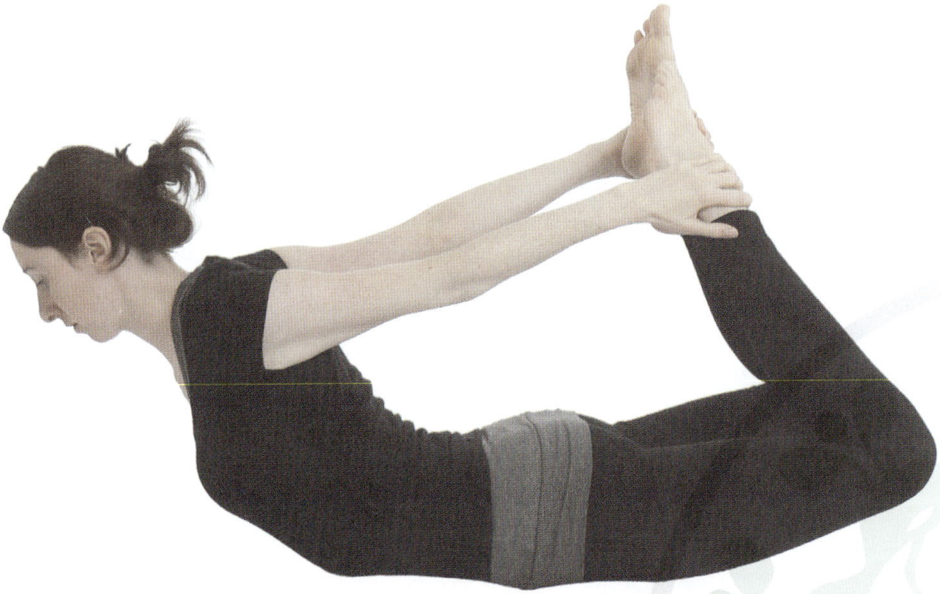

- **Achte in den liegenden Rückbeugen darauf, dein Schambein in den Boden zu schieben und auch hier die Hara-Muskeln sanft zu aktivieren.**
- **Schaffe erst Länge, indem du dein Brustbein nach vorne schiebst und dann erst dein Herz vom Boden löst.**

84

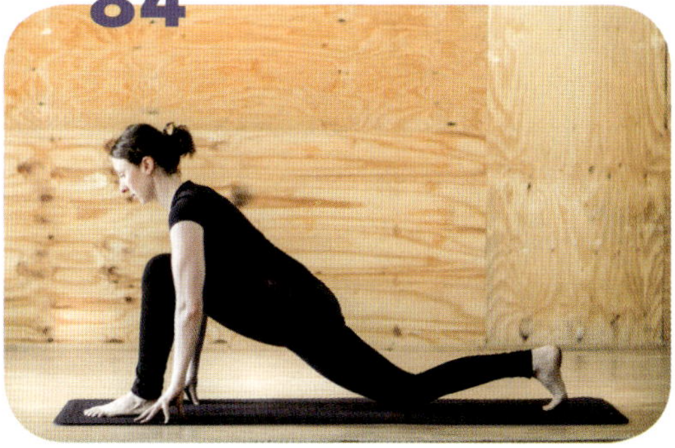

85

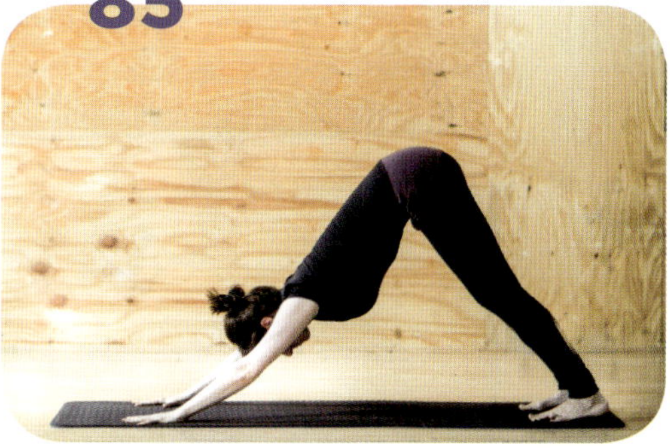

86

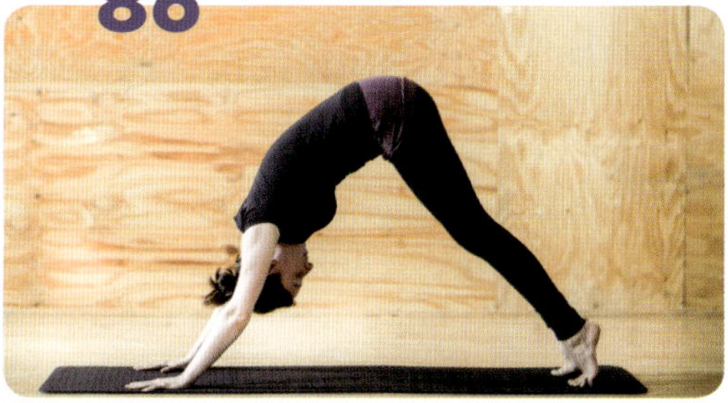

87

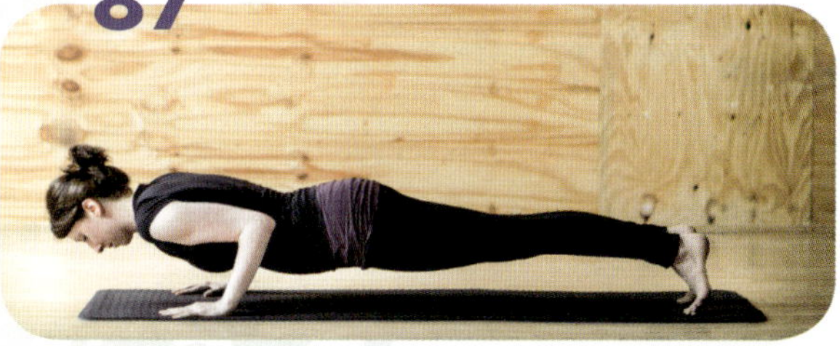

88

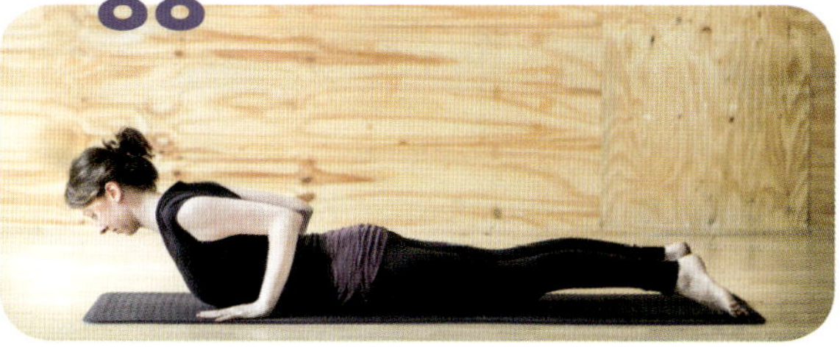

84–88 › Nach den Held*innenhaltungen auf der linken Seite fließe über den halben Hara Flow in die Bauchlage.

89

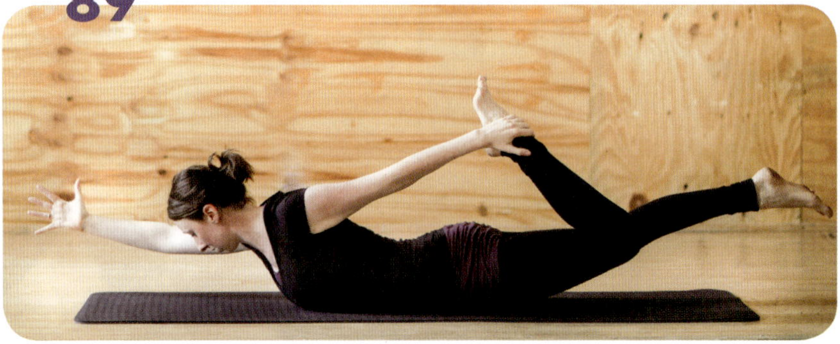

89 › Nun greife – wenn in den Helden*innenhaltungen dein rechtes Bein vorne war –deinen rechten Fuß und strecke den linken Arm nach vorne.

› Hebe mit der EA beide Beine und deinen Oberkörper von der Matte ab.

› Halte für ein paar Atemzüge und dann fließe über den Hara Flow zurück und setze den linken Fuß nach vorne (siehe S. 81, Übung 78). Fahre fort mit den Helden*innenhaltungen auf der linken Seite.

90

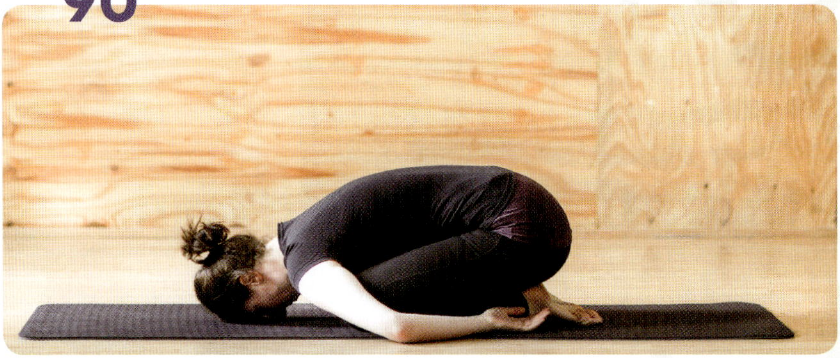

90 › Nachdem du beide Seiten geübt hast, spüre in der Haltung des Kindes nach.

› Atme dabei ganz bewusst in den unteren Rücken und erzeuge Länge.

Bauchmuskulatur und Taube

91

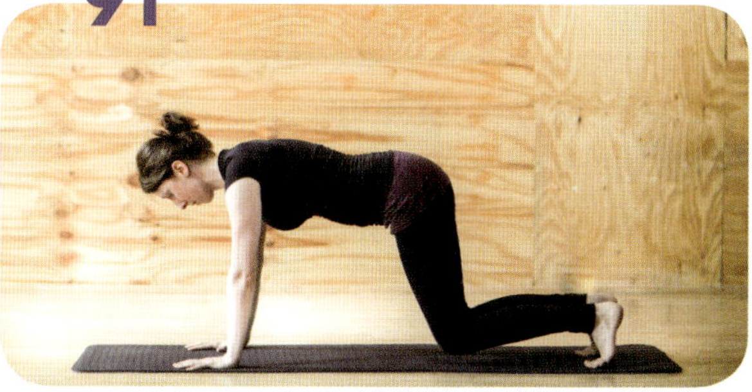

92

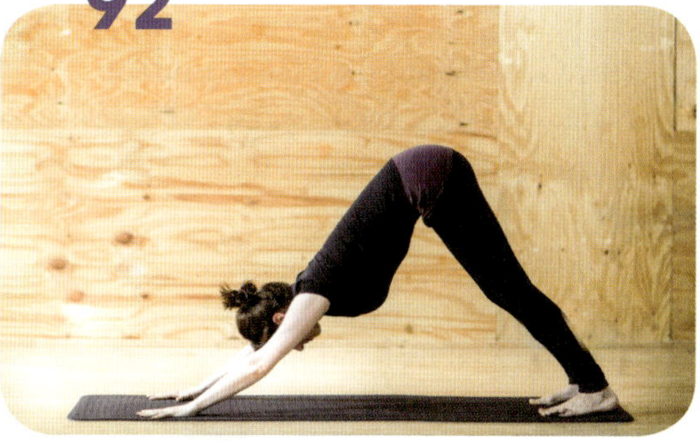

93

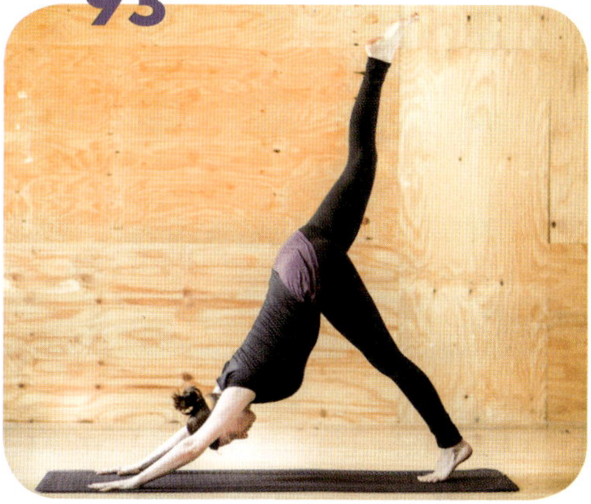

91–93 › Nach ein paar Atemzügen in der Haltung des Kindes fließe über den Vierfüßlerstand in den Hund und hebe dein rechtes Bein an.

94

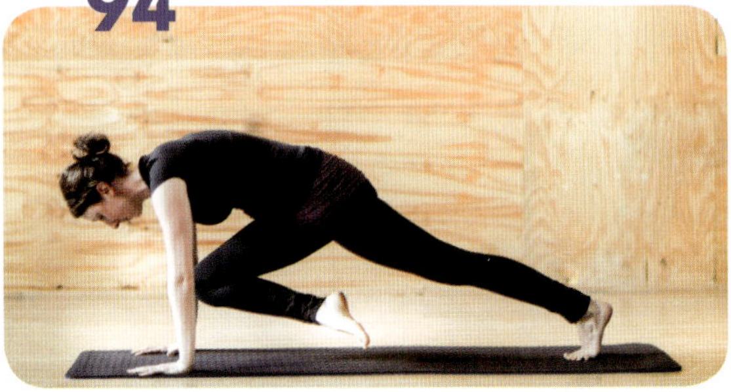

95

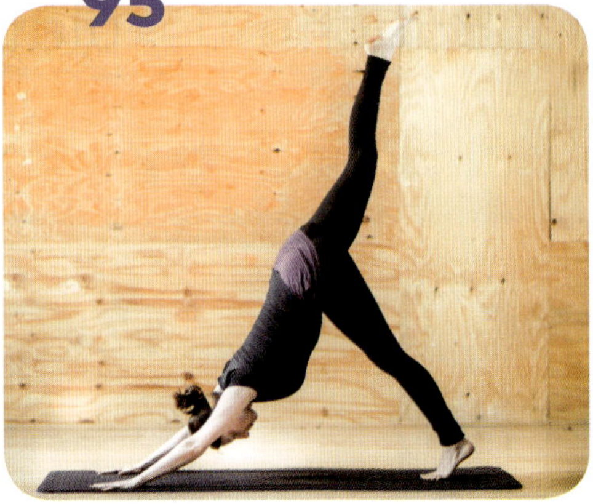

94–95

- Mit der AA gib etwas mehr Gewicht auf die Hände und führe dein Knie in Richtung Nasenspitze.
- Der untere Bauch zieht dabei leicht nach innen und die Wirbelsäule rundet sich.
- Die Bauchmuskulatur ist aktiv.
- Mit der EA hebe das rechte Bein wieder weit nach oben.
- Wiederhole die Asanas ein paar Mal fließend in Verbindung deiner Atmung.

96

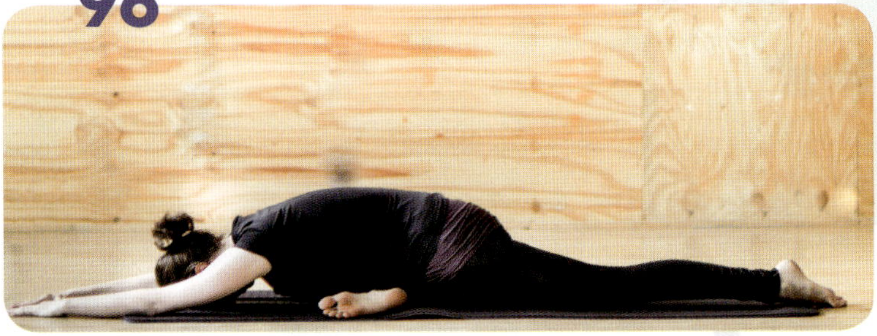

96

- Wenn du das nächste und letzte Mal dein Knie zur Nasenspitze führst, lege es zwischen den Händen ab.
- Setze erst die Fingerspitzen auf und hebe dein Herz. Mit dieser Länge in der Wirbelsäule sinke in die Taube und strecke deine Arme nach vorne hin aus.
- Halte für ein paar Atemzüge und genieße die Dehnung.

97

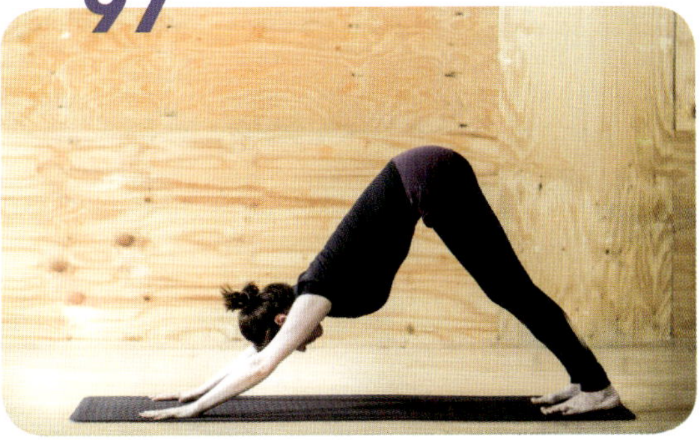

98

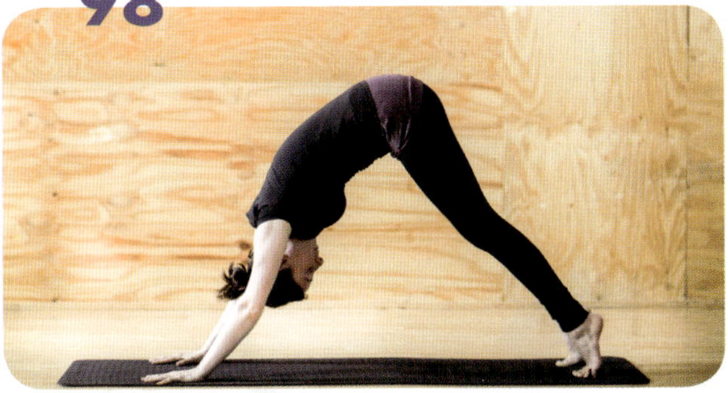

99

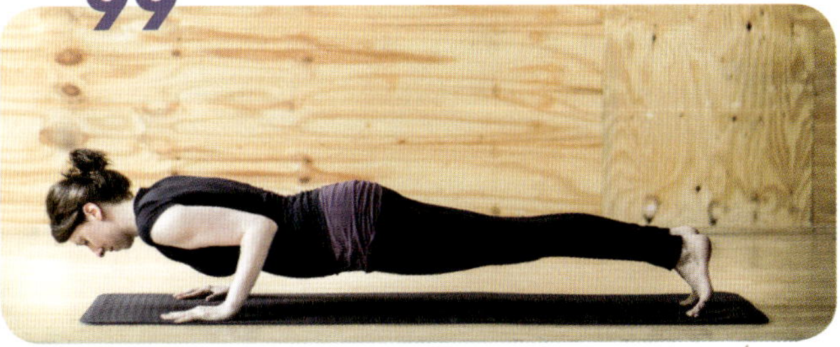

100

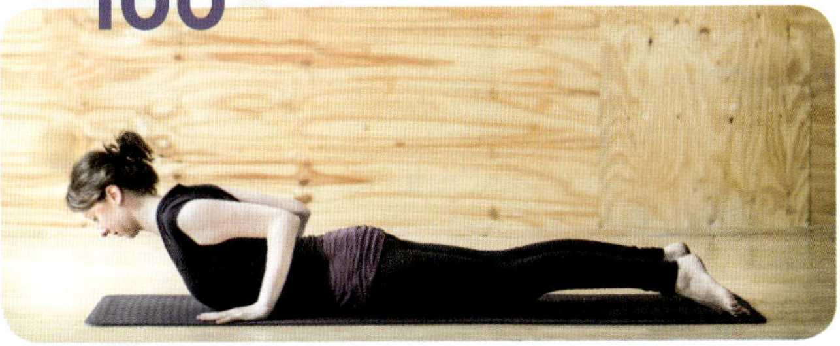

97–100 › Nach ein paar Momenten in der Taube komme zurück in den Hund und fließe in die Bauchlage.

101

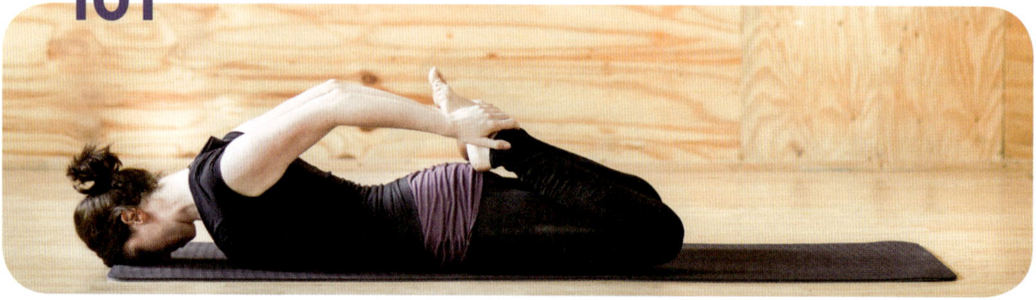

102

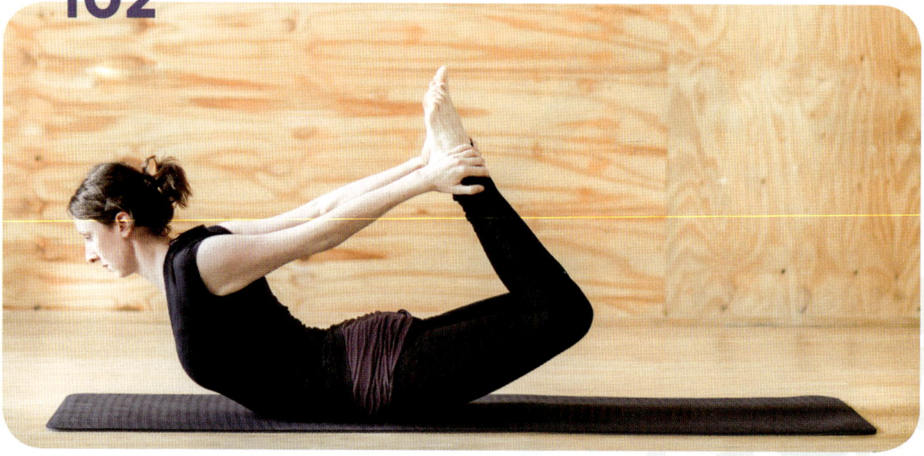

101–102

- Schiebe dein Schambein in den Boden und greife deine Fußfesseln.
- Entweder bleibe und genieße die Dehnung für die Oberschenkel oder …
- … hebe mit der EA dein Herz und die Oberschenkel und drücke mit deinem Fußspann gegen die Hände. Spanne dich dadurch weiter auf.
- Egal welche Übung du wählst, halte für ein paar Atemzüge, spüre in der Haltung des Kindes nach, fließe dann wieder über den Vierfüßlerstand in den Hund und hebe dein linkes Bein – wechsele die Seite für die Taube.

Vorwärtsbeuge

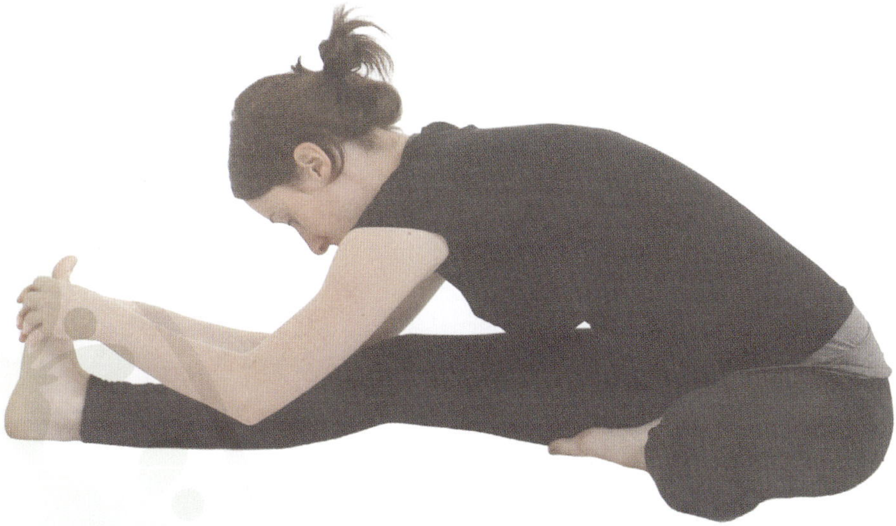

- Achte in den Vorwärtsbeugen auf die Länge in den Beinrückseiten und der Wirbelsäule.
- Der Kopf darf loslassen.
- Genieße die Vorwärtbeugen eher passiv und nimm jeglichen Ehrgeiz aus der Übung heraus.

103

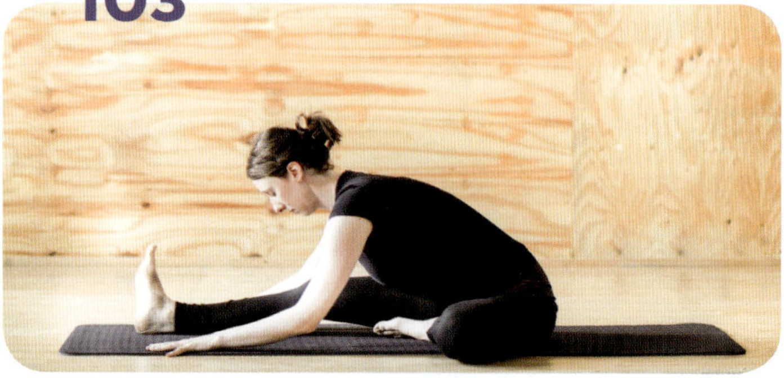

103 › Nach der Taube auf der linken Seite lasse dich auf die Gesäßhälfte nieder und schwinge dein rechtes Bein nach vorne.

› Bevor du in die Asana hineintauchst, schiebe dein Sitzfleisch zur Seite und hebe die Arme dicht neben die Ohren. Schaffe Länge in der Wirbelsäule.

› Führe die Hände vor dein Herz und atme noch einmal tief ein. Mit dieser Länge in der Wirbelsäule sinke AA in die Asana und erlaube dem Kopf loszulassen.

› Halte für ein paar Atemzüge.

104

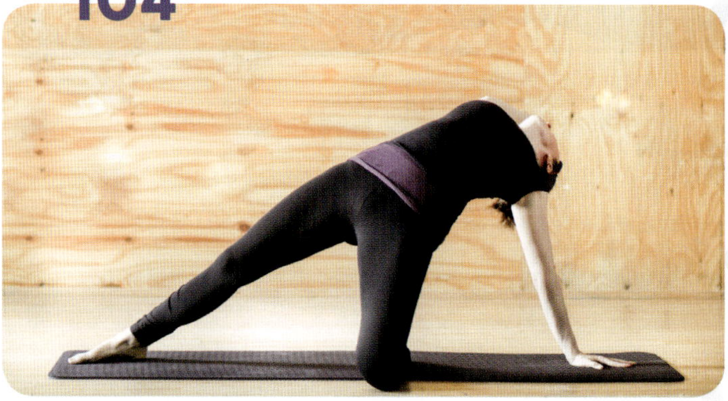

104 › Um die halbe Vorwärtsbeuge zu beenden, hebe deinen linken Arm an und hole mit dem rechten Arm Schwung.

› Hebe dein Gesäß vom Boden und schiebe dein Herz dem Himmel entgegen.

› Drehe die Handfläche zum Boden und öffne so die Achsel.

› Mit der AA löse wieder auf und wiederhole die halbe Vorwärtsbeuge auf der anderen Seite.

Chakra Flow

105

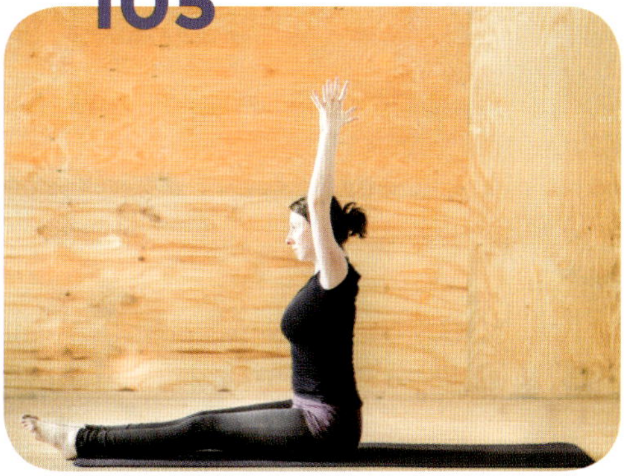

105
› Jetzt hebe die Arme dicht neben die Ohren und strecke den Fußballen von dir weg.
› Schaffe Länge und atme tief ein.

106

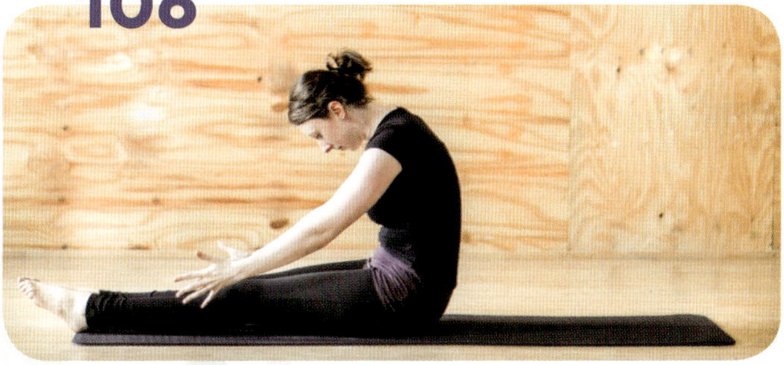

106
› Mit der AA senke die Arme auf Schulterhöhe und rolle Wirbel für Wirbel auf die Matte ab.
› Der untere Bauch zieht nach innen und du legst jeden einzelnen Wirbel ganz bewusst auf die Matte ab.

107

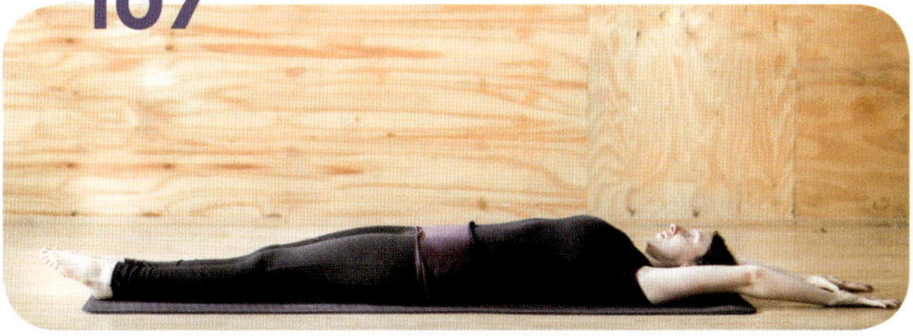

107
› Strecke EA die Arme neben die Ohren und gewinne an Länge.
› Der Fußballen schiebt immer noch von dir weg.

108

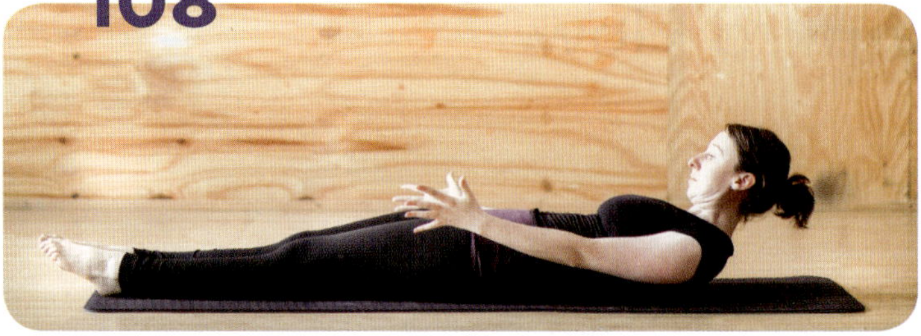

108 › Strecke AA erst die Arme nach vorne und hebe deinen Kopf.
› Ziehe den unteren Bauch nach innen und rolle Wirbel für Wirbel wieder nach oben auf.
› Halte den Fußballen gestreckt.

109

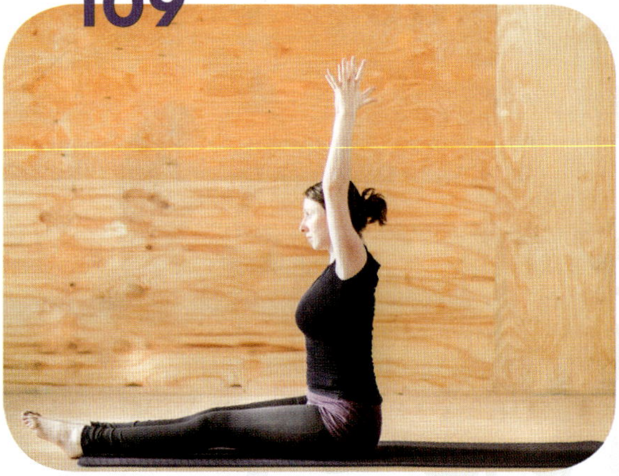

109 › Führe EA die Arme wieder dicht neben die Ohren und strecke die Wirbelsäule.

110

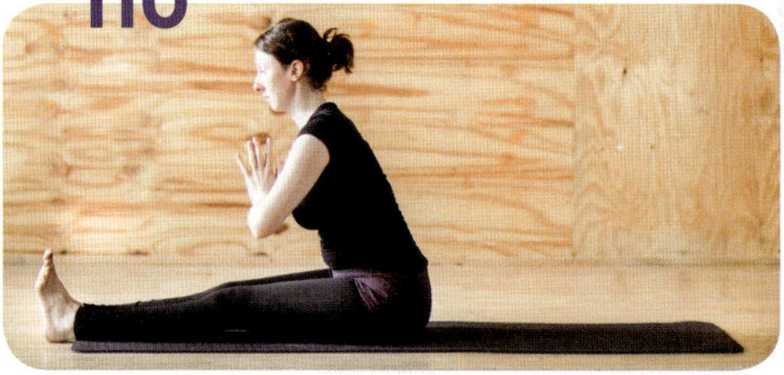

110 › Ziehe AA die Zehen zu dir heran und senke die Hände vor dein Herz in das Anjali Mudra.
› Atme in dieser Haltung nochmals tief ein.

111

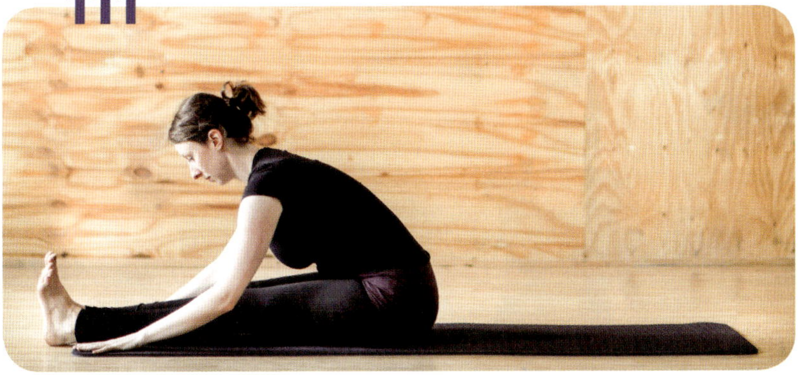

111
- Sinke AA mit langer Wirbelsäule in die Vorwärtsbeuge.
- Wiederhole den Flow ein paar Mal in deinem Rhythmus.

112

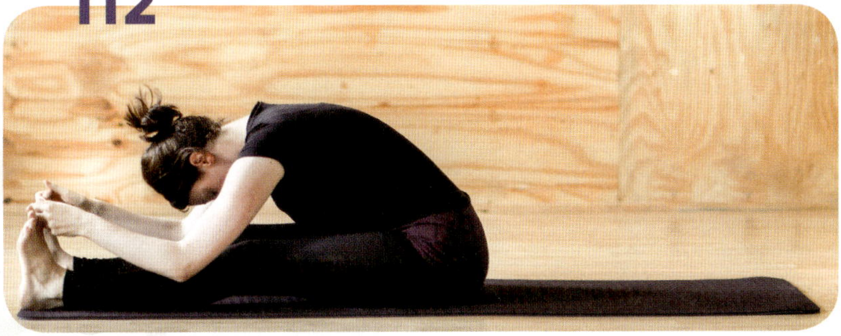

112
- Nun bleibe in der ganzen Vorwärtsbeuge und atme dich immer tiefer in die Asana hinein.
- Erlaube dir, dich in die Haltung hinein zu entspannen.
- Verweile für ein paar Atemzüge und lasse mit jeder neuen AA immer stärker los.
- Nach ein paar Atemzügen rolle wieder in den Sitz auf.

113

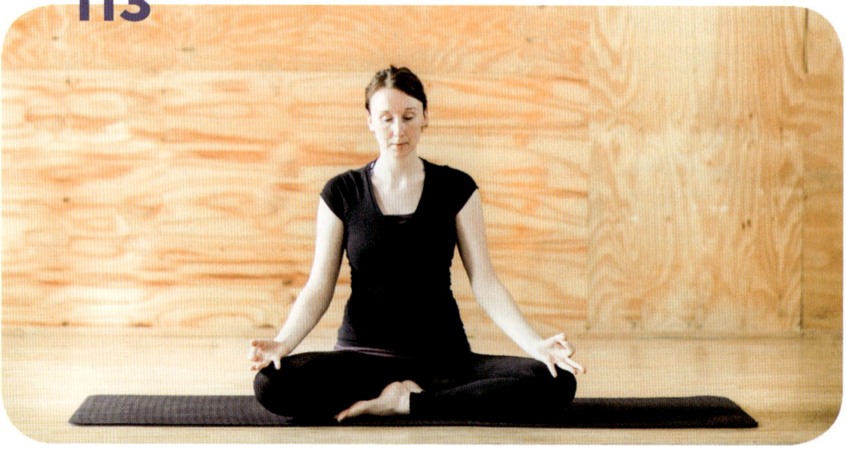

113 › Setze dich auf eine Unterlage und spüre für einige Momente im gekreuzten Sitz nach.

114

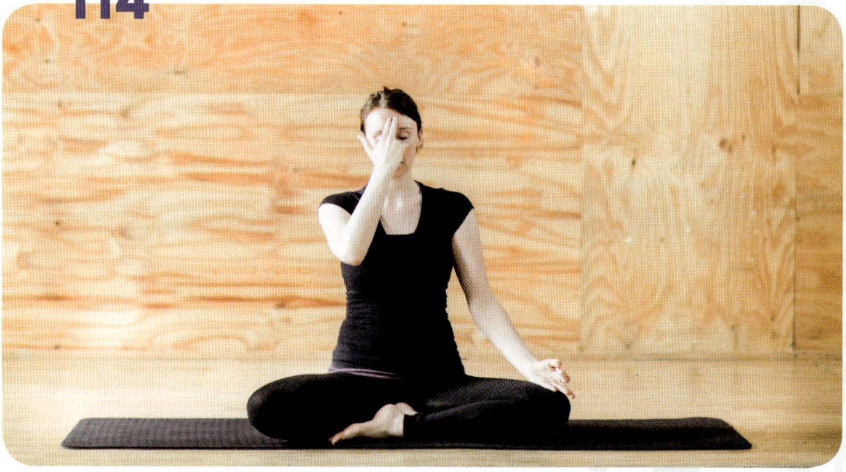

114 › Führe den rechten Zeige- und Mittelfinger zu deiner Stirn und schließe mit deinem Daumen das rechte Nasenloch.
› Atme tief links ein und wenn du vollständig eingeatmet hast, schließe mit dem Ringfinger das linke Nasenloch, öffne rechts und atme tief aus.
› Dann atme rechts ein, öffne links und atme aus.
› Wiederhole die Wechselatmung in deinem Atemrhythmus für ein paar Runden.

115

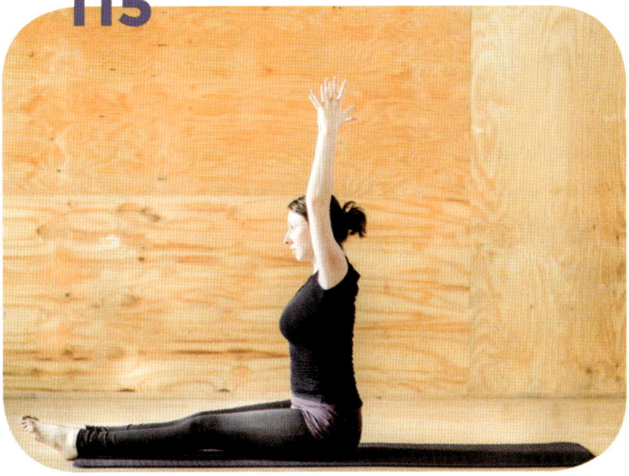

116

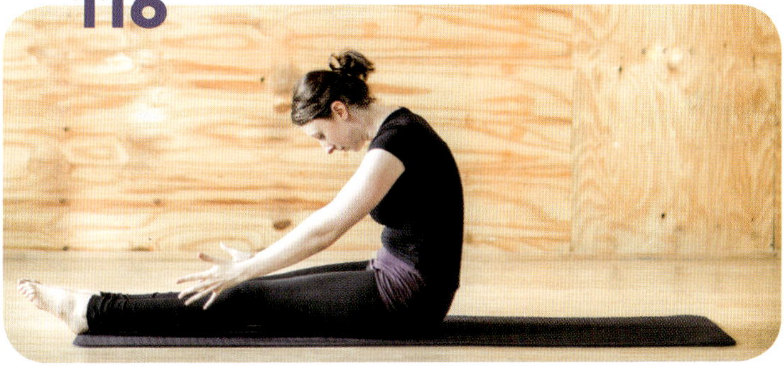

117

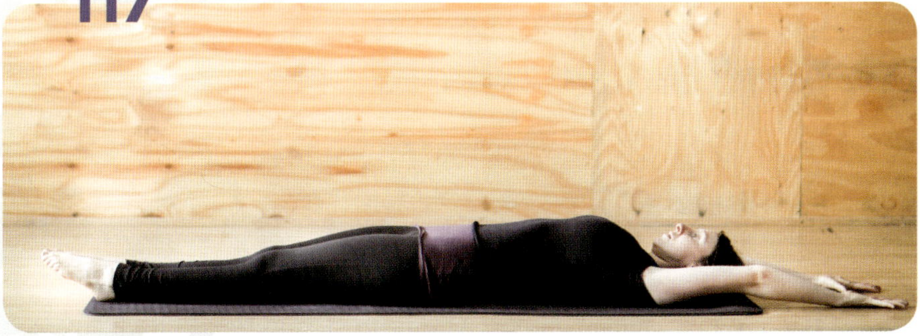

115–117

- Führe EA die Arme dicht neben die Ohren.
- Lasse sie AA auf Schulterhöhe sinken, runde die Wirbelsäule und rolle Wirbel für Wirbel auf die Matte ab.
- Strecke die Arme noch eimal hinter deinen Kopf und mache dich ganz lang.

118

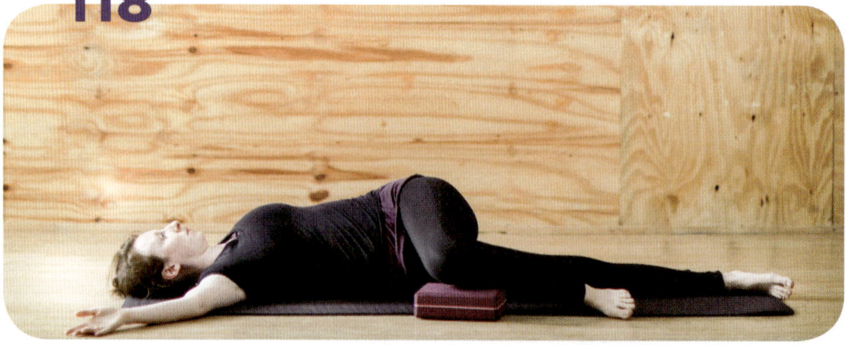

118

- Nun ziehe dein rechtes Knie zum Bauch heran und umgreife mit beiden Händen dein Schienbein.
- Öffne den rechten Arm auf Schulterhöhe und mithilfe deiner linken Hand sinkt dein rechtes Knie auf die linke Seite in eine Variante der Krokodilshaltung.
- Rolle auch hier dein Schambein leicht zum Nabel und schaffe Länge im unteren Rücken.
- Der Blick geht dort hin, wo es deinem Nacken gut tut.
- Verweile für ein paar Atemtüge und atme dich immer tiefer in die Drehung.

119

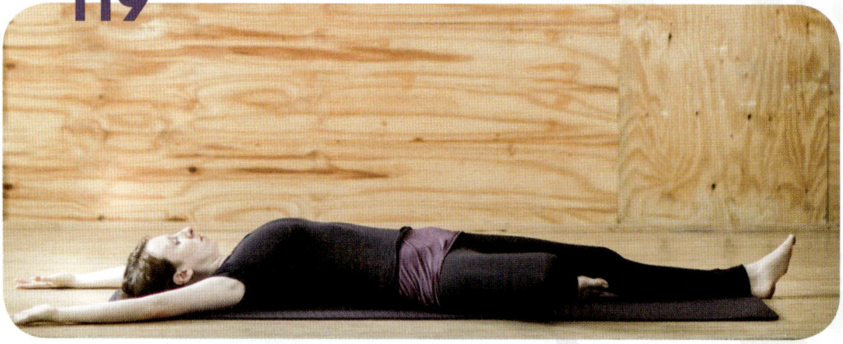

119

- Führe dein Knie zur Mitte zurück und lasse es nach außen fallen, in den liegenden Baum.
- Die Arme kannst du so öffnen, wie es dir guttut.
- Für ein paar tiefe Atemzüge bleibe und genieße die Haltung passiv. Dann löse auf und wechsele die Seite.
- Ziehe dein linkes Knie zum Bauch heran und tauche wieder in die Krokodilsvariante ein.

Shavasana

Beende deine Praxis in Shavasana.

120

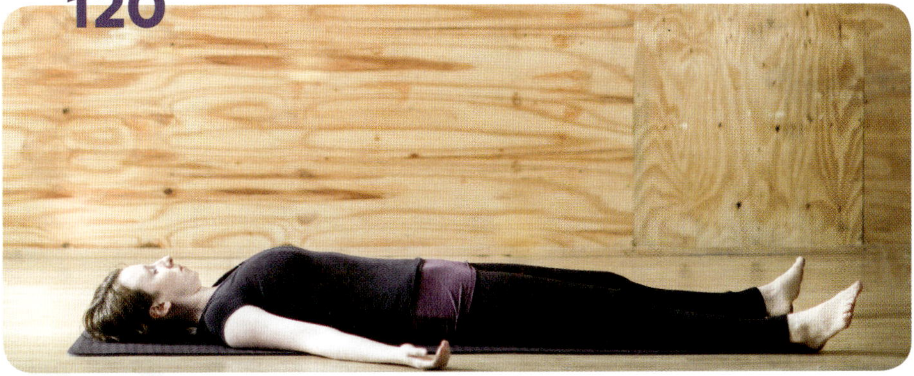

120
- Lasse deine Füße ganz schwer nach außen fallen und lege die Arme so ab, dass deine Körperrückseite in einem satten Kontakt mit der Matte ist.
- Nun schließe deine Augen und erlaube deinem Körper, schwer und müde in den Boden zu sinken. Gib dein komplettes Gewicht an die Erde ab.
- Dein Körper ruht ganz entspannt auf der Matte und der Geist bekommt genügend Raum, um nach innen zu wandern. Du lenkst die Aufmerksamkeit zu deinem Hara, dort wo du es wahrnimmst und spürst, was es zu erleben gibt. Nimm den Raum des Haras wahr und mal dir deinen inneren Raum in den buntesten Farben aus.
- Genieße deine Schlussentspannung in der Stille und löse dann nach einer Weile wieder auf.

Das Hara ist der Sitz des »Seins«, dort wo du *du* bist – frei von Alltagsbeschäftigungen, von Wert- und Normvorstellungen und von Bildern, wie du sein solltest. In deinem Hara *bist* du einfach.

HARA YOGA

THE ART OF FLOW

Dank

Ich möchte mich bei allen Menschen bedanken, die mich während meines Yogaweges begleitet haben und noch begleiten.

Bei meinen Yogakolleg*innen im *Yoga Balance Marburg* und ganz besonders bei Werner Hölling. Ohne ihn wäre ich heute nicht dort, wo ich bin.

Bei allen Lehrer*innen, die mich geprägt haben und meinem Still beeinflusst haben.

Bei allen Yoga-Mitmachenden, die mit Offenheit und Neugierde an meinen Kursen teilgenommen haben und teilnehmen und die zu dieser Art von Yoga wesentlich beigetragen haben.

Ganz besonders möchte ich mich bei denen bedanken, die dieses Buch begleitet haben, wie Lars Elsebach, Nicole Koch, Anke Driehsen, Sue Cronau, Marie Klausenitzer, Lara und Jan Hundertmark – vielen herzlichen Dank an euch alle.

Lisa Uhlig-Elsebach